# 脊髓灰质炎后综合征
# 家庭康复指南

## Post–Polio Syndrome
## A Guide for Polio Survivors and Their Families

原　著　Julie K. Silver

主　译　王玉明　张爱民

U0386456

人民卫生出版社

**图书在版编目（CIP）数据**

脊髓灰质炎后综合征家庭康复指南 /（美）朱莉·K.西尔弗（Julie K. Silver）原著；王玉明，张爱民主译.—北京：人民卫生出版社，2020

ISBN 978-7-117-29519-2

Ⅰ.①脊… Ⅱ.①朱… ②王… ③张… Ⅲ.①脊髓灰质炎 - 后遗症 - 康复 - 指南 Ⅳ.①R682.209-62

中国版本图书馆 CIP 数据核字（2020）第 108473 号

| 人卫智网 | www.ipmph.com | 医学教育、学术、考试、健康，购书智慧智能综合服务平台 |
| --- | --- | --- |
| 人卫官网 | www.pmph.com | 人卫官方资讯发布平台 |

**图字：01-2017-5543**

脊髓灰质炎后综合征家庭康复指南

主　　译：王玉明　张爱民
出版发行：人民卫生出版社（中继线 010-59780011）
地　　址：北京市朝阳区潘家园南里 19 号
邮　　编：100021
E - mail：pmph @ pmph.com
购书热线：010-59787592　010-59787584　010-65264830
印　　刷：河北新华第一印刷有限责任公司
经　　销：新华书店
开　　本：787×1092　1/32　印张：8.5
字　　数：191 千字
版　　次：2020 年 9 月第 1 版　2020 年 9 月第 1 版第 1 次印刷
标准书号：ISBN 978-7-117-29519-2
定　　价：70.00 元

打击盗版举报电话：010-59787491　E-mail：WQ @ pmph.com
质量问题联系电话：010-59787234　E-mail：zhiliang @ pmph.com

# 脊髓灰质炎后综合征
# 家庭康复指南

## Post–Polio Syndrome
## A Guide for Polio Survivors and Their Families

原　著　Julie K. Silver

主　译　王玉明　张爱民

主　审　李建军

译　者（按姓氏笔画排序）

王玉明　中国康复研究中心　北京博爱医院
王雅哲　中粮信托有限责任公司
朱智敏　廉江市人民医院
刘利军　包钢集团第三职工医院
孙　义　赤峰市医院
李建军　中国康复研究中心　北京博爱医院
杨柳明　廉江市人民医院
张俊义　东胜区人民医院
张爱民　中国康复研究中心
武永刚　巴彦淖尔市医院
宫慧明　中国康复研究中心　北京博爱医院
黄　莹　中国残疾人体育运动管理中心

人民卫生出版社

Translation from the English edition:
Post–polio syndrome: a guide for polio survivors and their families, by Julie K. Silver;
foreword by Lauro S. Halstead
Copyright ©2001 by Yale University. Originally published by Yale University Press
All Rights Reserved. Yale University is not responsible for any errors in translation.

Set in Minion type by Keystone Typesetting, Inc.
Printed in the United States of America.

Library of Congress Cataloging-in-Publication Data
Silver, J. K. (Julie K.), 1965–
Post-polio syndrome : a guide for polio survivors and their families / Julie K. Silver ;
foreword by Lauro S. Halstead.
p.   cm.
Includes bibliographical references and index.
ISBN 0-300-08807-8 (cloth : alk. paper) — ISBN 978-0-300-08808-3 (pbk.)
1. Postpoliomyelitis syndrome.    I. Title.
RC180.1 .S56 2001
616.8′35—dc21                                                           00-043801

A catalogue record for this book is available from the British Library.

The paper in this book meets the guidelines for permanence and durability of the
Committee on Production Guidelines for Book Longevity of the Council on Library
Resources.

10   9   8   7   6   5

# 主译简介

王玉明,副主任医师,中国残奥委员会分级员,国际残疾人乒乓球联合会乒乓球医学分级员,中国残疾人事业研究会体育发展专业委员会委员,中国残疾人事业研究会会员,中华医学会会员,中国医师协会会员,国家科技专家库在库专家,北京医学会医疗鉴定专家。1987年毕业于内蒙古医科大学,1996年于北京大学第三医院骨科研究生毕业,从事骨科、脊柱外科、脊柱脊髓损伤临床工作。担任首都医科大学教学任务,讲授"康复医学基础、残疾的流行病学与预防、残疾人的全面康复"及"脊柱脊髓损伤的康复",同时在全国残疾人体育分级训练营担任教学任务。作为第一作者在核心期刊发表科研论文30余篇,以"脊髓灰质炎后综合征(PPS)"专题发表系列论文。参编《老年康复训练师务实培训》《残疾人运动员医学和功能分级指导手册》《残疾人体育分级》。作为主分级员及分级组长参加全国残疾人运动会20余次,多次作为分级员参加各单项国际残疾人运动会,并指导省级的残疾人康复、文体等活动。参与国际乒乓球联合会、国际羽毛球联合会的残疾人医学及功能分级文件的翻译工作。目前研究方向为骨科学,脊柱外科,脊柱脊髓损伤,残疾人体育。获得国际分级员资格。

张爱民,副编审,《中国康复理论与实践》杂志编辑部主任,中国康复医学会委员,中国残疾人康复协会第五届理事会理事,北京市丰台区政协委员,北京市肢残人协会副主席。

1992年毕业于北京中医药大学，长期致力于康复信息研究。参与世界卫生组织《国际功能、残疾和健康分类》及世界卫生组织和世界银行《世界残疾人报告》等重要国际康复文件和报告的翻译工作。1995年调入《中国康复理论与实践》杂志编辑部工作。2001年主持实施杂志改革。目前负责杂志荣获"第3届、第4届中国精品科技期刊""中国医师协会优秀期刊"等荣誉，为《中文核心期刊要目总览》入编期刊、中国科技核心期刊和中国科学引文数据库（CSCD–C版）期刊等，成为我国康复学术界最重要的交流平台之一。曾荣获中国残疾人联合会"十五"期间"优秀专业技术人员"称号。

# 内容提要

　　本书原著为朱莉·K.西尔弗博士,西尔弗博士当时是马萨诸塞州斯波尔丁康复医院、脊髓灰质炎国际康复中心的医疗主任,同时是哈佛医学院物理医学与康复医学院的助理教授。本书由中国康复研究中心王玉明、张爱民主译,由多位专家参与翻译。全书分26章,内容涉及脊髓灰质炎历史、脊髓灰质炎后综合征、非瘫痪性脊髓灰质炎和脊髓灰质炎后综合征、寻找医疗服务专家、肌电图的争议、战胜疼痛、维持和保护上肢、维持力量、抗疲劳、控制畏寒、呼吸问题、吞咽问题、运动要领、保存能量和调整节奏、营养和体重、防止跌倒和进一步残疾、保持骨骼健康强壮、移动能力、支具、鞋和辅助器具、轮椅和代步车、外科手术注意事项、补充和替代医学、营造安全、舒适的生活环境、保险和伤残补贴、性和隐私、应对脊髓灰质炎和脊髓灰质炎后综合征。书中还包括许多患者在某些方面的特殊体验及治疗效果。本书为临床帮助患者应对脊髓灰质炎后综合征提供了内容全面的明确指导。适合临床工作者、脊髓灰质炎患者及其家属阅读参考。

# 原著献词

    献给挚爱的丈夫、孩子们以及我最爱的母亲——脊髓灰质炎后遗症患者。

# 原著序

　　脊髓灰质炎像天花一样是古老疾病之一，注定要在现代被终结。世界卫生组织报告，急性瘫痪性脊髓灰质炎经过数千年后，很可能在未来几年内从地球上消失。在美国本土，脊髓灰质炎的历史要短得多，主要事件集中在两代人，从 1916 年以纽约市为中心的第一次大流行开始，到 1955 年 4 月 12 日公布索尔克疫苗安全有效为结束，历经 39 年。此后，大多数美国人已经遗忘了这种传染病，脊髓灰质炎不再是一种疾病，而是一种疫苗。然而，对于许多美国人来讲，脊髓灰质炎短暂而集中暴发遗留下的问题仍然留在他们的记忆里，并影响着他们的日常生活。

　　在 20 世纪 70 年代末，从几十年前瘫痪性脊髓灰质炎中恢复过来的人们再次出现了意想不到的健康问题，如过度疲劳、肌肉和关节疼痛以及新发肌肉无力，后者最令人担忧。现代医学文献中很少提及脊髓灰质炎后遗症患者后期的神经学变化，因此许多医生和其他医务工作者对此的初始反应不是直接嘲笑，就是有所怀疑，由于情况复杂，这个症状群没有被命名。在本质上，没有名称就不能称之为疾病。一旦有了名字就有助于确立其特性及合理因素，即便命名可能不准确，使人误解，命名也能开启一个从无知到理解、甚至治疗的漫长进程。当数千人经历过的脊髓灰质炎后期影响开始引起医学界注意后，这一进程才在 20 世纪 80 年代开始，才创造出来一个术语"脊髓灰质炎后综合征（post-polio syndrome, PPS）"。

然而,脊髓灰质炎后综合征毕竟不是一个新的病症。早在1875年,在法国医学文献中,这些症状首次以不同的名称被描述过,然后就被遗忘了,医学界经常发生这样的事情。过了一个世纪,在全世界医学文献中,关于脊髓灰质炎后遗症患者新发肌肉无力的报告大概有三十五篇。脊髓灰质炎后遗症患者的这些后期反应直到最近仍是医学窘境,不知为什么,部分仍模糊且大部分未经探究。很少有疾病如此广泛流行以及被如此深入调查,可能是因为症状发作快速和剧烈,功能恢复常常近乎神奇,更主要是把脊髓灰质炎看作是急性病毒性疾病的典型例子。大部分科学精力和资源针对早期管理和预防,实际上几乎没有研究其长期后遗症及其后果。医学教科书将瘫痪性脊髓灰质炎分类为静态或稳定的神经系统疾病。

幸运的是,20世纪80年代初期,这一现状有了可喜的变化。1984年5月,在乔治亚州的沃姆斯普林斯,首次举行了脊髓灰质炎后综合征的医学会议,以澄清其原因和治疗,并确定主要的研究课题。随后几年,研究人员和临床医生对脊髓灰质炎后综合征的关注明显增加,从而使这一病症的定义更精确,对可能的原因有了更好的理解,管理更加有效。1994年,纽约科学院和美国国立卫生研究院共同主办了另外一次医学会议,发表了纽约科学院年鉴特刊,题为《脊髓灰质炎后综合征:发病机制和治疗进展》。虽然还需要弄清楚许多事情,但这次会议标志着医学界接受了脊髓灰质炎后综合征,这是一种被认可的临床综合征。至此,脊髓灰质炎后遗症及其新问题研究取得了显著进展。

然而,对于我们许多人来说,生命仍在继续,脊髓灰质炎所致的残疾往往由于衰老和其他健康状况而复杂化。面对个体自理能力和生活质量的继续下降,我们仍然需要每天进行抗争。更甚,在国民意识中,我们就像在某场战争中受伤的老兵,我们和这场战争都被遗忘了。在这方面研究的需要已经迫在眉睫,但经费却少得可怜,我们只能在挫折和失望中挣扎,任希望被逐渐侵蚀。对于脊髓灰质炎后综合征,仍然没有诊断性检查,仍然不明确其潜在原因。虽然已经提出许多治疗方法,但对于大多数问题,在未来几年中不可能有确定的治疗方法。

与此同时,正如朱莉·西尔弗(Julie Silver)在《脊髓灰质炎后综合征》中指出的那样,最好的依靠是根据我们所知道的知识来改进管理。这本书不仅是一篇关于脊髓灰质炎后期症状和治疗的全面文献综述,属于医学教材精选,内容新颖丰富、饶有兴趣。西尔弗博士在序言中指出这本书要针对的读者非常广泛,包括医务人员及脊髓灰质炎患者的朋友、家人。这些群体都将从书中获益,但最大的受益者还是脊髓灰质炎后遗症患者本人。本书的另一个标题可能是“你总想知道关于脊髓灰质炎后遗症的所有事情,但没有一个专家可咨询”。现在你拥有了这本书。你将在书中遇到这些专家(在书中你将了解西尔弗博士的观点),其中有大量的最新信息和适用办法,在防止或尽量减少残疾进展、改善生活质量方面提供帮助。

20世纪90年代初期,西尔弗博士在物理和康复医学科任住院医生,实习期间,我有幸与她一起工作。但是在此之前,在华盛顿特区脊髓灰质炎诊所时,她就掌握了脊髓灰质炎方面的专业知识。虽然她自己从来没有患过这种疾病,但她对此有着不同寻常的经历,她伴随着脊髓灰质炎后遗症患者长大,她母亲、舅舅和外祖父都是这类患者。为什么她能把感觉表达得如此恰当合适,我确信这种背景可以解释一切。在一生中,她一直在诊断和治疗脊髓灰质炎的各种问题。但是,西尔弗博士显然超过了博学的脊髓灰质炎医生。她的文字表达了对患者的责任心、承诺以及感情,通过我个人观察可以证实她的人品。

西尔弗博士最后提到找到合适医生的重要性,合适的医生既要熟悉脊髓灰质炎患者正在经历的各种问题,又要同情患者。西尔弗博士有这两个特质,她的患者是幸运的。这也是为什么她的医疗实践如此繁忙,还能受到患者和同事的广泛赞誉,事实有助于说明这一切。能成为西尔弗博士的患者是真正幸运的人。那些不能被她亲自治疗的患者,最好的选择是阅读她的这本书。

**Lauro S. Halstead**,医学博士

# 译者前言

　　2006 年,朱莉·西尔弗博士编写的原著 *Post-Polio Syndrome*: *A Guide for Polio Survivors and Their Families* 由耶鲁大学出版社出版。朱莉·西尔弗博士当时是马萨诸塞州斯波尔丁康复医院、脊髓灰质炎国际康复中心的医疗主任。由于几位亲人是脊髓灰质炎后遗症患者,西尔弗博士一直在关注脊髓灰质炎诊断和治疗的问题,并在陪伴亲人的过程中积累了特殊和丰富的经验。在本书的撰写过程中,西尔弗博士表现出了她对患者深厚的感情和责任心。

　　这本书涉及了脊髓灰质炎后综合征的各个方面。基于治疗脊髓灰质炎患者的丰富经验,朱莉·西尔弗博士在本书中讨论了应对脊髓灰质炎后综合征各方面的重要问题,并对脊髓灰质炎后遗症患者、他们的家庭、医疗人员提供了明确清晰的专家意见。原著作者是广受国际充分认可的专业权威,本书写作风格独特、内容全面,是脊髓灰质炎后综合征方面的权威著作,非常值得各方借鉴。

　　由于全球消灭脊髓灰质炎行动取得了令人瞩目的成绩,我国近年来已基本实现无脊髓灰质炎目标,但近年来脊髓灰质炎在世界范围内仍不断出现野病毒病例。目前我国医学界,对脊髓灰质炎问题关注的人较少,所以这本书尚未引起国内同行的注意。关于脊髓灰质炎后综合征,近年来国际上还有很多研究。译者在《中国康复理论与实践》杂志中以专题的方式进行了回顾。在查阅文献的过程中,译者看到原著后深受启发,遂心情极为迫切要把它翻译出来,希望我国的患者得以从中受益。希望这本书可以成为一个精彩的指南,帮助脊髓灰质炎后遗症患者以及脊髓灰质炎后综合征患者应对这种慢性疾病带来的影响。

　　译者由于水平有限,文中难免出现不足与错误,恳请读者批评指正。

　　本书的所有译者在翻译、出版、发行过程中都付出辛勤劳动,在此表示衷心感谢。威海市残疾人联合会的陈鑫等同志,为了本书顺利翻译做出了大量工作,再次衷心感谢。

王玉明

**2019 年 10 月**

# 原著前言

　　1946年夏天,我外祖父帮助邻居修建庭院后第二天,恐怖接踵而来。他当时极度痛苦并无法行走,随后因瘫痪性脊髓灰质炎住院。他的四肢完全麻痹,并有呼吸、吞咽困难,在一段短暂时间内使用铁肺。外祖父生病后不久,我母亲和她的弟弟也感染了脊髓灰质炎。幸运的是他们病情较轻,外祖母可以在家里照顾他们。

　　根据家人描述,最初给外祖父治疗的是一位富有同情心的年轻医生,但不幸的是这位医生也得了脊髓灰质炎,可能被他的患者感染。外祖父在1997年去世,故去前不久,我特意向他问年轻医生的事,他说确实如此。我的家人没有谁确切了解这位年轻医生身上究竟发生了什么,但据说这位医生去世了。

　　我已经不记得从何时起开始对脊髓灰质炎感兴趣,脊髓灰质炎似乎一直是我生活和家庭中经历的一部分。当我还在孩童时,母亲就告诉了我1946年夏天发生的有关事情。外祖父母几乎没有意识到脊髓灰质炎已经大大改变了他们自己和孩子们的生活,许多脊髓灰质炎患者的家庭也是一样。外祖父最后学会用长腿支具和拐杖走路,但是他已经失业一年多了。他感谢公司为其保留着担任化学工程师的工作,但由于出行障碍,他不得不搬到一个远离同行的单独建筑内办公。无论是外祖父和同事之间的空间距离,还是他有残疾或者是其他的原因,他生病后再也没有像以前那样晋升过。至于我母亲和她弟弟,感染脊髓灰质炎后几周到几个月中,逐渐恢复并几乎没有留下任何影响。他们继续生活,好像没有发生什么异常的事情,但实际上并非如此。

我觉得我总是比别人知道更多这类故事。脊髓灰质炎这种疾病确实没有席卷我们整个家庭,只是给外祖父留下永久性残疾,影响并没有持久深远。所以,我的首要兴趣是:那些受脊髓灰质炎感染并留下后遗症的患者及其亲人真正发生了什么,包括我的家庭和其他家庭;他们如何克服这种可怕的疾病,或者他们是怎么做的。随着长大并开始学医,我对这些人及其生活的兴趣不断增加,包括脊髓灰质炎后遗症患者在老年时出现医疗问题的临床治疗实践。我有机会与华盛顿哥伦比亚特区的脊髓灰质炎诊所(国家康复医院)的劳罗·霍尔斯特德(Lauro Halstead)博士一起工作,获得了宝贵的经验和见识。

我开始独立行医时,医学界普遍缺乏对脊髓灰质炎后遗症患者的支持,我对此感到沮丧。我发现脊髓灰质炎后遗症患者非常渴望获得有助于达到他们最佳生活状态的信息。事实上,我第一次做关于脊髓灰质炎的讲座时,观众座无虚席。从那时起,我到处演讲,经历丰富,既有与脊髓灰质炎后遗症患者及其挚爱的亲人的交谈,也有与医务人员的交流。人们常常问我更多关于脊髓灰质炎后遗症患者衰老方面的信息和资源,这也是这本书的起源。我想撰写更加全面的内容,这将有助于防止脊髓灰质炎后遗症患者随年龄而加重残疾。因此,这本书想要让脊髓灰质炎后遗症患者和其挚爱的亲人受益。本书也是写给对脊髓灰质炎衰老问题感兴趣的医务人员。书中所用的许多病例来自自己治疗脊髓灰质炎后遗症患者的经验。虽然为了保护他们的隐私,已经改变了所涉及人的名字和身份特征,但他们的故事是真实而宝贵的。

当您阅读完本书的时候,在自己或患有脊髓灰质炎后遗症朋友的生活中,能更好地预防残疾加重,那我的工作就有所收获了。

本书出版中,很多人给予了帮助,我在此表示感谢。首先是我丈夫吉姆(Jim),他不断鼓励我并提出建议。哈佛医学院物理医学和康复系主席沃尔特·弗诺特拉(Walter Frontera),在我的所有学术努力中,他坚定地支持我,并帮助我获得赠款完成本书。劳罗·霍尔斯特德(Lauro Halstead)医生是脊髓灰质炎后遗症患者和脊髓灰质炎后综合征方面的首席专家,多年来一直是我的老师、导师和同事。在我的职业生涯中,我非常感谢他。在本书酝酿到完成过程中,感谢文稿代理人克莉丝汀·温赖特(Kristin Wainwright)和耶鲁大学出版社编辑珍·汤姆森·布莱克(Jean Thomson Black)的合作。波士顿斯波尔丁康复医院研究和开发办公室的南希·坦纳(Nancy Tanner)和卡利·黑斯廷斯(Kari Hastings)分别帮助完成了手稿的准备和研究。该医院图书馆员特里·奥布赖恩(Terry O'Brien)、特里·库萨(Terry Cucuzza)帮我查找书籍和文章。马萨诸塞总医院的研究图书馆员卡罗尔·福克斯曼(Carol Foxman),为本书做了大多数文献检索。

为了让熟悉脊髓灰质炎和脊髓灰质炎后综合征的医学专家能够表达出意见,我邀请了一些医务人员来审查这些章节。

以下人员非常慷慨,付出了宝贵的时间,他们的评论让书变得更完美:多萝西·艾耶(Dorothy Aiello)、阿里·巴克利(Ali Buckley)、简克·拉克(Jane Clark)、玛丽·亚科尔(Maria Cole)、苏珊·达热斯(Suzanne Dagesse)、罗伯特·德瑞里欧(Robert Drillio)、沃尔特·弗龙特拉(Walter Frontera)、劳罗·哈尔斯特德（Lauro Halstead）、查理·亨利（Charlie Henry）、萨莉·约翰逊（Sally Johnson）、丽莎·克雷维卡斯（Lisa Krivickas）、劳尔·拉瓜尔达（Raul Laguarda）、艾伦·马库斯（Ellen Marcus）、埃迪·菲利普斯（Eddie Phillips）和艾琳·温斯顿（Eileen Winston）。

休·加拉格尔（Hugh Gallagher）是一位获奖作家，也是脊髓灰质炎后遗症患者，很热心地审查了几个章节，伊莱恩·伯恩斯（Elaine Burns）是大波士顿脊髓灰质炎后遗症学会的主席。海蒂·雷恩（Heidi Raine）是一位作家，是我的朋友和同事，虽然不熟悉脊髓灰质炎，但因此能给我一个新的视角。

斯波尔丁康复医院辅助技术部的员工们在几个方面对我非常有帮助。

当我正在研究、写作和准备本书的手稿时，许多人以各种方式帮助了我。我衷心感谢所有人为之付出的时间、专业知识和给予的鼓励。如果没有他们，本书是不可能完成的。

**Julie K. Silver，医学博士**

# 目　录

# 第 1 章

# 脊髓灰质炎历史

脊髓灰质炎发病突然，暴发、破坏、消退的方式都留下了深深的印迹。

——罗伯特·F. 霍尔《穿越风暴》。

从来没有哪个疾病像脊髓灰质炎一样。虽然谁也接受不了它的独特之处，它却已经用无数残缺的生命打造了一个延续至今的恶魔。

脊髓灰质炎是一种古老疾病，参考资料可追溯到旧约时代。公元前 1500 年，埃及石雕显示一位牧师靠着佣人，一条腿比对侧更细短，足部表明有脊髓灰质炎的特征。18 世纪在许多病例暴发后，英国医生迈克尔·安德伍德（Michael Underwood）正式描述了脊髓灰质炎。安德伍德博士描述它为"下肢无力"，但没有正式给予命名[1]。在 20 世纪之前，脊髓灰质炎偶尔发生，影响的人数相对较少。因此，对疾病的描述和理解相当有限。

在 19 世纪末，当这种流行病席卷美国和世界许多其他地区时，情况发生了巨大变化。在 19 世纪 90 年代，脊髓灰质炎第一次出现在斯堪的纳维亚的一些城镇，然后在 1894 年，佛蒙特州的一个小镇报告 44 个麻痹型脊髓灰质炎病例。这种疾病以前很少发生,并被许多其他传染性疾病如天花和白喉所掩盖,显而易见,脊髓灰质炎发生了转变,从一种地方性流行疾病成为一种广泛流行的疾病,最终致死和致残的人数以百万计,十分恐怖。与其他疾病不同,在不到十年的时间里,脊髓灰质炎就成为一种对人类极有威胁的疾病,不像其他的疾病,它复仇般地伤害了大量儿童和成人。凯瑟琳·布莱克(Kathryn Black)在回忆录《脊髓灰质炎的阴影》里详细描述到:脊髓灰质炎以几乎不被注意的、令人震惊的方式感染人体,导致被传者重残甚至死亡。布莱克写道:"脊髓灰质炎不仅在其强度,而且在其持久影响方面差异都很大。儿童在死亡边缘徘徊,可能完全瘫痪或完全恢复,或者留下瘫痪,有的人只是活动不便利,而有的人却很不幸"[2]。

在20世纪上半叶,脊髓灰质炎转变成为流行病,成为国家社会和政治议程的头等大事,这也有可能并在很大程度上是由于技术进步。内奥米·罗杰斯(Naomi Rogers)在《土壤和疾病》中描述了1890至1920年(进步时代)出现的相对新的概念,即细菌在不卫生条件下传播。这种细菌理论促使各级当局鼓励更高的清洁度,以多种方式改善个人卫生和清洁水源。罗杰斯指出,这一努力也有社会和政治影响:"卫生官员通过保持食物、水和街道清洁来保护社区健康,疾病是个人不负责任的表现,没有执行现代卫生人人皆知的规定"[3]。可悲的是,虽然卫生设施的改善大大地减少了许多以前的疾病,但谁也无法预测到脊髓灰质炎处于活跃时期。根深蒂固的观念是:如果人们定期洗澡、洗手、保持家庭清洁、处理污水污物,他们将远离细菌和疾病。那么脊髓灰质炎怎么不是这样呢?爱德华·特纳(Edward Tenner)总结认为,脊髓灰质炎流行以违反直觉的方式逐步发展:"流行病学家发现,早在

20世纪二三十年代,为防治脊髓灰质炎而开展的清洁运动正在推动它发展。所有仍然受到来自母亲血液抗体保护的婴儿在出生头几天接触病毒时,几乎未见瘫痪。管道清洁标准最高的地方流行最严重。在那里,年轻人在母体免疫结束后第一次接触到病毒[4]。

如果儿童在婴儿期暴露于脊髓灰质炎病毒,而母体抗体仍然存在,则儿童能够产生自己的抗体而不会感染该疾病。这个理论现在被广泛接受。多年前就已经知道,感染脊髓灰质炎病毒的人会在粪便中排出病毒。被粪便污染的水源将为婴儿提供所需的早期接触,以培养对脊髓灰质炎的天然免疫力。污水源常常为婴儿提供这种接触,当广泛使用污水处理厂时,在很大程度上消除了脊髓灰质炎病毒。因此,脊髓灰质炎流行病主要发生在社会、经济特权领域,这些地方有广泛使用的公共卫生条件。

当初对脊髓灰质炎的传播知之甚少时,各种观点在流行期间比比皆是。此外,同其他严重疾病一样,似乎不可能在短时间内找到治愈的方法或者可预防的疫苗,所以人们把预防作为关注点。如何防止脊髓灰质炎的观点也通过各种途径传来,有的离谱,有的不可信,有的将信将疑。未知的恐惧引起了人们近乎恐慌的状态。在春夏季几个月份中脊髓灰质炎最有可能发生,许多父母尽力保护他们的孩子。许多母亲听信流言蜚语,只允许孩子天黑以后或只能戴手套出去。人们希望偏远的地区会更安全,有时把儿童送到夏令营。其他人则取消假期,待在家里,因为担心旅行会让儿童患上疾病。他们被告诫不要喝喷泉水,不要游泳。而游泳可能是几个月炎热夏季中纳凉的唯一方法,却要被禁止。一位母亲告诉我,在马萨诸塞州小镇中流行脊髓灰质炎期间的整个夏天,她把三个年幼孩子都留在房间里，从来不让他们去户外。这是早期流行年代中的情况。

妈妈们如此害怕，以致大多数甚至不让孩子们上街，有些人甚至不开窗户。不仅关闭了房间里仅有的窗户，还在窗缝里塞满了破布，不让疾病进来。婴儿不穿衣服，又湿又热，看起来他们好像沾了油似的，苍蝇都粘在他们身上。我不得不告诫这些母亲，让她们把窗户打开，我愿意创建健康委员会，如果当时任何一个孩子确实感染了脊髓灰质炎，妈妈们会觉得是我杀了他们的孩子。我对他们的恐惧害怕并不惊奇。星期五下午四点左右，我去一家查看，这家的孩子不舒服。当我星期一早上再来时，门前有三个小灵柩，在很短的时间内，她所有的孩子已经不在了。母亲们隐藏他们的孩子，而不是放弃他们[5]。

因为没人知道脊髓灰质炎怎样传播，人们有理由害怕身边最近感染了这种疾病的任何人。我曾经很多次想起前面提到的那位年轻医生，外祖父患脊髓灰质炎后由他治疗。在外祖父住医院期间，据说这位医生自己已经感染了脊髓灰质炎并死亡。脊髓灰质炎后遗症患者被要求隔离，因为害怕他们会传播这种疾病。孩子们经常被带离家园，被迫在医院房间里自己照顾自己，接受着敷衍了事的护理。许多脊髓灰质炎后遗症患者对父母遗弃他们的感觉记忆难忘，他们根本不允许父母探望自己的孩子，或只是允许有时从窗帘或玻璃窗后面短暂探视。因为担心可能会传播疾病，经常焚烧或丢弃孩子们的所有物品，这种事情进一步打击了这些孩子。不幸的是，许多脊髓灰质炎后遗症患者继续生活在自己生病痛苦时所受到的心理创伤中，他们熟悉的世界瞬间消失，因为他们简直就是从父母怀里被抱走,安置在一张无菌的病床上。

许多脊髓灰质炎后遗症患者回首往事时,都是一个痛苦的过程,因为心理创伤也许从来没有像身体那样完全愈合。泛滥、猖獗的无知和恐惧是决定对感染脊髓灰质炎病毒的个体如何进行医学治疗的强大力量。应当承认,回顾和批评许多脊髓灰质炎后遗症患者的治疗方式很容易,但事实是基于无知,他们的医疗护理仍然是粗糙的,在某些情况下完全有害。只要回顾一下,我们就知道,脊髓灰质炎后遗症患者受到多么严重的伤害,这些不是由于疾病本身或由此导致的残疾,而是由于他们在"安全"的医院环境中的治疗方式。我们现在知道,虽然许多后遗症患者在家里有父母照顾或在医院由慈悲的医生和护士照顾,其他人则没有那么幸运。有些人受到虐待,生病时的儿童是最脆弱的人。当脊髓灰质炎后遗症患者有勇气面对这些痛苦问题的时候,他们真实地描述了性和身体虐待。下面内容摘自《夏季瘟疫》。

护理真是糟糕。我基本上二便失禁,除非需要时我会让人给我一个便盆或一个瓶子,因为我完全不能移动。然而,我被绑在床上,如果你自己屎尿弄湿了床铺或无论什么,绑在床上简直是在惩罚你。现在回想起来,我几乎不敢相信,年幼的孩子、有些不过一岁,因为弄湿自己被打脸。

因为患延髓型脊髓灰质炎,我有吞咽困难和呼吸困难,但当我不想吃饭时,他们经常习惯捏住我的鼻子,把绿色的东西塞满我的喉咙,绿色青菜是我最不喜欢的事情……我被放在阳光下在那里待一段时间,晒黑了脸才算完,晒伤相当严重。把你从床上拎起来丢在大太阳底下,这是另一种惩罚方式。如果你想控告某人,这些东西很难被确定,但是当你经历他们后你就会知道。还有,把我丢进浴缸里无人照看,我的意思是我会被淹死,因为我还是几乎瘫痪不能支撑自己[6]。

　　个体无论是否有急性疾病期间养育经历或被严重虐待的经历,我们都应鼓励脊髓灰质炎后遗症患者继续生活,恢复"正常状态"。马克·赛尔(Marc Shell)是哈佛大学比较文学教授,讲授瘫痪历史的课程,也是脊髓灰质炎后遗症患者。他向我提及,阅读脊髓灰质炎后遗症患者的文章时,发现弥漫在回忆录中的否认(拒绝接受)情感强烈(有一种相当奇怪的乐观主义)。在一定程度上,这些感觉可能反映了后遗症患者接受并纳入到自己心理信念系统的社会期望。

　　这个话题重复出现,脊髓灰质炎实际上是因祸得福,有助于以积极方式改变个体的生活过程。理查德·欧文(Dr. Richard Owen)博士曾以脊髓灰质炎后综合征为话题进行了大量研究,他描述了脊髓灰质炎后遗症患者如何改变了自己的生活:"我开始把我的精力投入研究,而不是运动和搏斗。我不能在运动场上再比赛了,但我可以在教室里拼搏。因此,我认为脊髓灰质炎让我更像一个学者,而在头十二年我非常无知。它让我想在学校做得比其他人更好,因为我想证明自己。如果我没有脊髓灰质炎,我可能不会去医学院,我真不知道我还能从事什么职业。"[7]

　　世界知名的脊髓灰质炎后综合征专家劳罗·霍尔斯特德(Dr. Lauro Halstead)博士也是一位脊髓灰质炎后遗症患者,他解释了否认和坚持不懈的能力如何帮助和阻碍他:

　　我的亲身经验告诉我,否认好坏参半。我已经恢复,然而没有感觉到残疾,也没有悲伤。即使我的右臂大部分瘫痪,我也不认为自己是残疾人。脊髓灰质炎后遗症患者中的这种神奇思维显然并不罕见。我们为生存而绝望地斗争、努力工作、在某方面胜过别人，导致一系列负面教训，我相信我们许多脊髓灰质炎后遗症患者都有学问，无论我们是否意识到。我们产生了强烈的否认信念系统，使许多人远离自己身体的声音。我们对于存在再次病倒的可能性感到恐惧和愤怒，同时我们也不想知道所获得的一切终会失去。我相信这有助于解释当他们变得无力时也不情愿寻求他人的帮助。他们通过禁闭自己，从而与新的灾难隔离，并与自己的感受分离[8]。

在《脊髓灰质炎的教训和遗产》章节中，霍尔斯特德博士写了一段话，我经常把这一章与其他脊髓灰质炎材料一起分发给参加我讲座的脊髓灰质炎后遗症患者。人们一次次回来和我说霍尔斯特德的话与他们自己未解决的否认感觉产生了共鸣。有趣的是，脊髓灰质炎后遗症患者作为一个群体，往往非常聪明、勤奋和成功。曾经否认的心态如此根深蒂固，却成就了他们。然而，当身体或心理需要必要的治疗时，同样的心态可能阻止一些人寻求帮助。

否认艺术最著名的事例也许就来自富兰克林·德拉诺·罗斯福（Franklin Delano Roosevelt）。他的职业生涯非常成功，他在没有帮助的情况下寸步难行，保镖几乎要抬着他。获奖作家休·加拉格尔（Hugh Gallagher）在一本叫《罗斯福的伟大骗局》的书中生动描写了前总统罗斯福保持的假象，从而否认他的残疾，总统图书馆里罗斯福的照片虽然超过三万五千张，仅有两张是他坐在轮椅上的照片。新闻短片从没显示他被抬起、搬运或推到轮椅上，这不是偶然的，而是总统精心策略的结果。应用策略使其障碍程度最小化，可能不引人注意,当被注意时可接受。该策略非常成功,但它需要大量的体力、独创性和冒险精神。这就是罗斯福总统的完美掩盖[9]。

为了真实评价总统对残疾的掩饰,即不靠他人无法步行或站立,应考虑到这一事实,据记载,"他是人类历史上唯——位被人民选出的领导人"[10]。罗斯福任职期间,媒体并没有以今天相同的方式审查这位政治家。罗斯福用心磨炼其形象,媒体也随他一起配合。罗斯福被脊髓灰质炎后遗症患者和全体人类社会所崇敬。他因创建乔治亚州沃姆斯普林斯而闻名,一处用温泉和泥浴治疗的传奇休息寓所,脊髓灰质炎后遗症患者在这里得以逐渐康复。同时他支持组建了小儿麻痹国家基金会,后来被称为"10美分行动"。他的长子詹姆斯却记得一位不同于公众所知道的人:

现在很容易回顾说他感染了脊髓灰质炎,并学会了与它一起生活,在路易斯·豪厄(Louis Howe)的鼓励下,埃莉诺·罗斯福(Eleanor Roosevelt)为富兰克林·罗斯福(Franklin Roosevelt)越过母亲萨拉·罗斯福(Sara Roosevelt)的反对重返政坛铺平了道路,他迅速升为州长,最后成为总统。但这对父亲不公平。成为州长之前8年、成为总统之前12年,他蹒跚着短暂回到聚光灯而备受关注已经三年多了。几周、几月、几年,不应忽视那些日子的所有痛苦和奋斗。他患病时,我十三岁,我二十五岁时,他成为总统。我在他的痛苦和奋斗中长大[11]。

几乎可以肯定的是,罗斯福总统完美掩盖和否认其限制允许他实现了无论是残疾人还是健全人都无人能及的成就。

沃姆斯普林斯到今天也是脊髓灰质炎后遗症患者的天堂,患有多种疾病和损伤的人同时也把它作为康复圣地。"10美分行动"是当时最受欢迎的慈善活动,筹集的资金基本上能支付任何感染脊髓灰质炎人们的医疗费用。国家呼吁如果房主愿意,请给为这项事业逐户收集钱币的母亲留一盏门廊灯。如此,这种做法变得有利可图,在对医疗保险相对不清楚的时候,不是脊髓灰质炎、但具有一些相同症状如发热、肌肉疼痛等的人偶尔被诊断为脊髓灰质炎,只是为了确保他们能支付医疗账单。有人认为自己一生中都会受脊髓灰质炎折磨,而事实上他们没有疾病。虽然这些情况并不常见,但确实存在,因为"10美分行动"能够产生的巨大力量和财政支持。

"10美分行动"也有助于资助科学研究,特别是旨在找到预防脊髓灰质炎疫苗的研究。1908年,卡尔·兰德施泰纳(Karl Landsteiner)和他的助手欧文·波珀(Erwin Popper)将脊髓灰质炎中的致病因子确定为病毒。尽管有了历史性的一步,疫苗开发前也历经了将近半个世纪。在此期间,世界各地许多科学家参与开发,治疗那些受脊髓灰质炎折磨的患者,并对那些没有脊髓灰质炎的人进行预防[12]。

乔纳斯·索尔克(Jonas Salk)和亚瑟·萨宾(Arthur Sabin)是成功生产不同疫苗的两位名人,是最著名的脊髓灰质炎疫苗研究者。索尔克在20世纪50年代初开发了第一种脊髓灰质炎疫苗,并于1955年获得通用许可。它是一种死疫苗,也称为灭活脊髓灰质炎疫苗,被认为相当安全,因为它不引起脊髓灰质炎新病例。另一方面,萨宾疫苗是在1962中普遍使用的减毒活疫苗。虽然这两种疫苗都有其优缺点,最终认为萨宾疫苗更优越。仍然有许多人支持索尔克疫苗,因为在给予萨宾疫苗的个体中实际上发生了由于疫苗本身导致脊髓灰质炎的罕见情况。不可否认,两者都对防止脊髓灰质炎作出了巨大贡献,然而他们互相极度讨厌对方。索尔克和萨宾之间的激烈争斗也是脊髓灰质炎留给人们的一部分遗产。

脊髓灰质炎是20世纪上半叶最重要的社会、政治和健康问题。尽管索尔克疫苗首次出现时人们欢呼雀跃,但也出现了家人为亲人感到悲伤的实例,因为太迟了,这些亲人错过注射疫苗的时机而死于疾病。此外,虽然科学家也参与了激烈的政治斗争,但斗争永远也不会玷污两个人的科学贡献。他们研制的疫苗是在其他疫苗已被试验、并且失败之后引入的,因为当时的疫苗没能预防接触病毒的患者感染脊髓灰质炎,甚至注射疫苗时造成了患者感染。

亨利·汉普顿(Henry Hampton)是一位纪录片制片人,他的电影《矢志不移》成为记录民权运动标准的非小说类纪实作品。他告诉我,在他十五岁时,父亲作为医生,拒绝给自己的孩子应用脊髓灰质炎疫苗,试图确定其安全性。这是他后来注定后悔的决定。汉普顿回忆说:"我感染脊髓灰质炎时,父亲拿着疫苗坐在他的办公室里"。病入膏肓几周后,亨利最终从急性疾病中存活下来,但从此不能独立行走。

在引入索尔克疫苗之前,脊髓灰质炎疫情达到顶峰,1952年报告了近六万例。1957年,大量供应疫苗的第一年,报告的病例数量下降到六千以下。美国最后一次报告野生脊髓灰质炎病毒案例是在1979年,世界卫生组织(World Health Organization, WHO)接近让脊髓灰质炎在全世界灭绝。初次疫苗接种实施后,脊髓灰质炎病例迅速下降,支持其研究、治疗和最终预防的组织需要解散或另外找寻研究方向。脊髓灰质炎后遗症患者的生活还在继续,并且"10美分行动"的医药捐款也转移到其他慈善工作,包括资助抗击儿童出生缺陷的研究。

虽然没有人对"10 美分行动"当时的工作表示异议，但许多脊髓灰质炎后遗症患者及其家人感到被曾经是他们生命线的组织所遗弃。现在大多数后遗症患者在初次感染脊髓灰质炎后许多年都遇到了新的健康问题，但很少有基金为所熟知的脊髓灰质炎后综合征（post-polio syndrome，PPS）的研究和治疗方面提供资金。因此，当 20 世纪 70 年代末和 80 年代初期出现了脊髓灰质炎后综合征的早期报告，脊髓灰质炎后遗症患者团结在一起组成了庞大的支持网络，以传播关于脊髓灰质炎后综合征的信息，向后遗症患者提供支持，有时为研究和治疗资金游说。

还有一些有奉献精神的医生、科学家和其他医务人员正在为脊髓灰质炎后遗症的研究和治疗而努力，因为无论患者是否出现脊髓灰质炎后综合征，他们都要变老。他们的工作是本书的主题。

（王玉明　张爱明　译）

# 第 2 章

# 脊髓灰质炎后综合征

随着脊髓灰质炎疫苗的出现,该疾病带来的困扰在美国结束了。这些疫苗不仅有效地消灭了脊髓灰质炎,而且让它失去了在政治和医疗卫生议程上的突出地位。令人惊讶的是,脊髓灰质炎在短时间内被完全消灭,就好像它从未存在过一样。脊髓灰质炎后遗症患者继续生活,"10美分行动"继续与出生缺陷斗争,政客们的焦点已转移到别处了。即使是研究过脊髓灰质炎的医生,也只将其作为历史的花絮。脊髓灰质炎就这样从我们的民族意识中彻底消除了,似乎多年的噩梦不可能再复活。

但事实上,难以想象的事情又发生了。经过了长时间的蛰伏期,疫苗预防急性脊髓灰质炎新病例,在20世纪70年代末和80年代初期,很明显病毒又重新困扰着那些在最初攻击中幸存下来的人。它没有像过去脊髓灰质炎那样以剧烈、灾难性的方式发生,而是以更隐蔽、更持久的方式出现。随着出现频率增加,脊髓灰质炎后遗症患者开始报告新的问题,与几十年前疾病发病时所经历的症状非常相似。人们起初把这些奇怪的主诉归因于各种其他疾病,包括善意的装病。随着时间推移,越来越多的脊髓灰质炎后遗症患者描述了几乎相同的一组症状,人们开始认为这些新的表现也许某种程度上与原来脊髓灰质炎感染有关。人们用脊髓灰质炎后遗症、脊髓灰质炎后期效应、脊髓灰质炎后肌肉萎缩等各种方式来描述特征性症状。本书中使用术语"脊髓灰质炎后综合征",是今天用于描述这些症状的通用名称。

## 一、急性脊髓灰质炎及其与脊髓灰质炎后综合征的关系

脊髓灰质炎由病毒侵入胃肠道引起,通常表现为发热、咽喉痛、腹泻和呕吐。在小于 5% 的脊髓灰质炎病例中,病毒会侵袭脊髓和脑组织,可能导致肢体瘫痪、呼吸和吞咽问题。受感染最严重的患者大多由于延髓型脊髓灰质炎使得控制呼吸和吞咽的肌肉麻痹而死亡。大多数瘫痪性脊髓灰质炎患者在疾病中幸存下来,并且患病部位至少有部分恢复。

最初的脊髓灰质炎非常让人捉摸不透,因为一些严重麻痹患者几乎可以完全恢复,而急性期较少瘫痪的另一些患者恢复也较少,造成比较明显的残疾。劳罗·霍尔斯特德博士编著了《脊髓灰质炎后的管理》一书,描述了脊髓灰质炎的四个阶段[1]。第一阶段是急性发热性疾病,其中麻痹最突出。通常在几天内患者体温恢复正常,然后进入第二阶段。这是逐渐康复或恢复阶段,可能持续数周至数年,这取决于个体年龄和最初瘫痪程度。出现广泛麻痹的患儿似乎需要很长时间才能康复。换句话说,广泛麻痹的患儿比那些较快进入第三阶段的成年人有更长的改善期。当个体达到最大恢复水平时,第三阶段的开始不容易确定。第三阶段被描述为残疾稳定期或慢性期,脊髓灰质炎后遗症患者在此阶段度过一生中的大部分时间。第四阶段是脊髓灰质炎后综合征期,有大量、但并非全部脊髓灰质炎后遗症患者会经历综合征。它涉及与

过去患脊髓灰质炎相关的新的医疗问题。

不管肌力怎样保持不变,脊髓灰质炎后综合征以新的症状为特征,发生在病情长期稳定后的,有脊髓灰质炎病史的患者中(通常至少15至20年)。通常,脊髓灰质炎后综合征的最突出、令人担忧的症状是新发肌肉无力,这包括急性疾病中受累的肢体,或者未受累的肢体。这种新发无力常常预示着认为最坏情况已经过去的脊髓灰质炎后遗症患者的残疾程度更加显著。一些脊髓灰质炎后遗症患者对这些症状感到惊讶,在脊髓灰质炎后综合征开始出现的几年内,他们没有寻求治疗。在某些情况下,直到症状变得明显、不能再完全否认时,有人才承认他们有新的问题。另外一些人由于缺乏认识使他们无法寻求需要的医疗护理。尽管其他一些脊髓灰质炎后遗症患者处理困境很在行,也可能真的没有意识到异常的事情正在发生。

症状有时不易察觉,评价它的唯一方法是仔细询问多年来的病史。典型病例如约翰(John)。

约翰是个年轻人,只要有单侧栏杆就能顺利地爬上楼梯。回想起来,他说十年前开始避免爬楼梯,除非有双侧栏杆。五年前,他开始完全避免爬楼梯了,即使在紧急情况下,也无法自己爬楼梯。约翰可能没有注意到肌肉力量每周的变化,但显然力量在显著降低,这导致了他十年来残疾水平增加。

习惯于自我依靠的脊髓灰质炎后遗症患者可能会把新发症状(如无力)视为理所当然,只是简单地适应更高的残疾水平。不幸的是,即使是有积极性的脊髓灰质炎后遗症患者,当其决定寻求医疗时也会感到灰心。当感觉到医生都没有他们更了解脊髓灰质炎后综合征时,他们会感到更加沮丧。那些沮丧的人可能也不会坚持太久,直至找到能够干预和提供帮助的脊髓灰质炎专家。其他人错误地相信,如果他们给医生很多有关脊髓灰质炎后综合征文献资料,这些医生会突然成为专家,并能够医治他们。

## 二、了解脊髓灰质炎后综合征

人们对脊髓灰质炎后综合征普遍缺乏理解,这也是许多综合征的特征。人们对其确切原因不甚了解,可能同时有几种因素;这被称为多因素,因为许多因素在影响疾病过程。脊髓灰质炎后综合征中的这些因素包括正常衰老,伴随着初期被脊髓灰质炎病毒损伤的神经元加速老化。另一个主要因素可能是神经和肌肉的过度使用,就像试图用更少的资源完成相同的工作量。我有时用缺少工人的建筑队来做例子。人数不足的建筑队在相同期限内仍要建同样的建筑,就必须更努力工作来完成任务。随着建筑进行,更多工人因疲劳和受伤而退出,这对剩下的员工实际上更为不利,根本不能以相同速度或相同技能水平完成任务。脊髓灰质炎后遗症患者的神经就像是建筑工人。在大多数情况下,脊髓灰质炎初期,有超过 95% 的神经被损伤[2]。许多神经元死亡,剩下的神经元除了必须做自己的工作,还要再加上那些死亡神经元的工作,才能使肌肉有力量。经过多年,一些存活的神经细胞就不能胜任任务了,当他们退出时,剩余的神经细胞就得尽其所能来补偿。

综合征是一组特异性的症状集合。根据定义,综合征没有任何一种特定的检查方法可以确定。因此,只有患者症状符合医学界制定的明确标准,并且在排除其他可能引起这些症状的原因后,才能给予该诊断。对于综合征的诊断,必须符合如下条件:①个体发生明确的症状;②所有引起这些症状的其他原因可以排除;③个体必须符合综合征的诊断标准。

因为综合征没有特定检查可以确诊,所以它们需要被解释,它的正确性也常常在医学界中被质疑,脊髓灰质炎后综合征也不例外。虽然大多数医生认为存在脊髓灰质炎后综合征,但也有一些医生不这么认为。一般来说,正是缺乏经验、对脊髓灰质炎后遗症患者治疗不熟悉的医务人员,他们才不考虑综合征。我们这些经常参与治疗脊髓灰质炎后遗症患者的医护人员毫无疑问地认为脊髓灰质炎后综合征真实存在。

这并不奇怪,诊断脊髓灰质炎后综合征的能力需要医生在治疗脊髓灰质炎后遗症患者方面具有丰富的经验,以了解哪些症状可能归因于脊髓灰质炎后综合征,而非某些其他疾病。医师必须严格遵守上述任何诊断综合征的规则,并且必须熟悉脊髓灰质炎后综合征诊断标准,然后才能做出诊断。

### 三、诊断脊髓灰质炎后综合征

#### 步骤1. 评估症状

脊髓灰质炎后综合征是一种神经系统疾病,个体表现的症状必须与该综合征描述的症状一致。以下列出了所有表现,但患者不需要具备所有表现。然而,如果患者主诉有未列出的症状,则应考虑其他诊断。有些症状比其他症状更重,新发无力是必要条件、是最重要的诊断标准。与脊髓灰质炎后综合征诊断一致的症状包括:①新发无力;②异常的疲劳;③肌肉疼痛;④新发吞咽问题;⑤新发呼吸问题;⑥畏寒;⑦新发肌肉萎缩。

**步骤 2. 排除所有其他可能的疾病**

必须清楚的是脊髓灰质炎后综合征是排除诊断。换句话说,只有在排除其他诊断之后才能诊断为脊髓灰质炎后综合征。实际上,对所有可能导致上述症状的疾病进行检查往往不切实际。然而,认真负责的医生要考虑可能产生与脊髓灰质炎后综合征相同表现的其他可能的诊断。临床医师应该通过仔细采集病史、全面进行体格检查来进行适当程度的诊断。随后应该进行检查,以排除特定检查能确定的其他疾病,以及任何治疗方法可能与脊髓灰质炎后综合征不同的疾病。

**步骤 3. 符合脊髓灰质炎后综合征诊断标准**

如果已经完成前两步,并且患者症状与脊髓灰质炎后综合征中描述的症状一致,并且确定症状没有其他原因,则最后步骤是确定患者符合医学认定的标准。标准如下:

1. 患者必须具有已知的脊髓灰质炎病史,通常建议进行肌电图检查。

2. 患者的肌力在最初麻痹后必须有改善。

3. 必须有稳定期(至少 10 年或 20 年),期间没有新发症状。

4. 患者必须出现与脊髓灰质炎后综合征一致的新症状,而不是由某些其他疾病引起。

虽然这些条件是公认的医学诊断标准,但最近有非麻痹性脊髓灰质炎病史的患者被诊断为脊髓灰质炎后综合征[3]。此外,还有些人不知道患有脊髓灰质炎,但现在被认为是患病非常轻微,未被确诊的病例;这些患者也可能对脊髓灰质炎后综合征敏感。不符合上述标准的患者需要在诊断脊髓灰质炎后综合征之前进行综合评估。

## 四、风险人群

根据1987年美国国家卫生统计中心进行的调查，美国的脊髓灰质炎后遗症患者超过150万。估计约40%（近60万人）有瘫痪性脊髓灰质炎病史。我们现在知道，即使认为没有瘫痪的脊髓灰质炎后遗症患者也可能受脊髓灰质炎后综合征影响。遗憾的是，这些统计数据已经有十多年历史了，参考价值不大。

受各种因素影响，如原始记录不详，以及一旦流行病消失缺乏随访跟踪，很难确定美国目前多少脊髓灰质炎后遗症患者。此外，有时脊髓灰质炎后遗症患者不能确定他们是否患有瘫痪，一方面原因是小孩子发热和疼痛时常常出现嗜睡和跛行。这种运动缺乏可能被错误地解释为瘫痪，但事实上不存在瘫痪。另一方面，儿童的瘫痪性脊髓灰质炎可能被错误地认为是由于一个良性疾病消耗引起的，并且可能没有被正确地诊断为急性脊髓灰质炎。

对于最终发展为脊髓灰质炎后综合征的脊髓灰质炎后遗症患者，估计其数量也存在争议，范围从25%到超过60%。早期的研究低估了有脊髓灰质炎后综合征的脊髓灰质炎后遗症患者数量，可能是因为许多后遗症患者还没有新发症状的经历或主诉。最近研究表明患病比例更高。随着脊髓灰质炎后遗症患者年龄增长，预计大多数人将会出现与脊髓灰质炎后综合征相关的症状。

新的有效性的研究和医疗令人振奋，预防进一步残疾的预后正在改善。由于医学领域每天都发生进展，而且往往出人意料，因此脊髓灰质炎后遗症患者与专门治疗脊髓灰质炎相关问题的医生保持关系是至关重要的，这些问题可以包括但不限于脊髓灰质炎后综合征。为了评估可能导致新疾病的原因,以及最好的治疗方案,脊髓灰质炎医生要进行周全的检查,没有其他方法能替代。

　　写这本书的目的是使脊髓灰质炎后遗症患者及其亲人能够更多地了解患者衰老的过程,不能替代医疗。我的目标是,它将使脊髓灰质炎后遗症患者获得最好的医疗护理,以防止进一步的残疾,并在他们优雅地步入老年时提高他们的生活质量。

（王玉明　王雅哲　译）

# 第3章

# 非瘫痪性脊髓灰质炎和脊髓灰质炎后综合征

　　纵观历史,有各种各样描述脊髓灰质炎的方式,但是常常以瘫痪或非瘫痪性来描述[1]。我们现在开始认识到瘫痪有一个范围,以前认为的非瘫痪性脊髓灰质炎个体可能确实有一些轻度瘫痪。此外,最近的证据表明,一些不知道患有脊髓灰质炎的个体实际上某个时间确实患有该病,并且在几年后出现的症状与脊髓灰质炎后综合征相一致。这些病例只是传闻,不能反映大多数脊髓灰质炎后遗症患者的经历。

　　我准备本书的手稿时,打电话给劳罗·霍尔斯特德博士,询问他是否认为非瘫痪性脊髓灰质炎后遗症患者可能出现脊髓灰质炎后综合征。毫不奇怪,这个问题也一直在他的脑海里。他回答说,几乎肯定会有一定范围的瘫痪,而且以前没有被认为患脊髓灰质炎的人或患有脊髓灰质炎而没有出现无力的人,可能确实存在未能被认出的瘫痪性脊髓灰质炎。为了进一步探讨这个问题,我们回顾了所看到的病例,并比较了记录。我们最终第一次发表了有关非瘫痪性脊髓灰质炎后遗症患者被诊断患有脊髓灰质炎后综合征的医学文献[2]。

　　非瘫痪性脊髓灰质炎后遗症患者是否面临着患脊髓灰质炎后综合征的风险,这个问题很重要,其原因有很多。首先,开出适当治疗处方必须要有效诊断。第二,当人们得到导致其症状原因的解释,特别是当其意识到没有生命危险时,常常感到放心。第三,为了获得医疗保险赔偿,必须有医疗界认可的诊断文件。第四,对于那些最终寻求残疾福利的个人,必须有一个被医学和科学界接受、并发表在医学文献中诊断。

非瘫痪性脊髓灰质炎患者和 PPS 的话题仍未完全确定。确实有些个体未被诊断患过瘫痪性脊髓灰质炎,但却符合PPS 诊断标准。请记住:在脊髓灰质炎病毒导致发病时,个体常常伴有高热和严重的身体不适。众所周知,脊髓灰质炎病毒首先侵入胃肠道,继而侵入脊髓和大脑中的神经。因为感染者起初病情较重,普遍采取卧床休息且很少活动,因此很难区分患者活动减少是身体不适还是轻度瘫痪造成的。这在儿童中则更难区分,因为儿童高热时,经常表现出跛行和嗜睡的症状。

本章中,我列举两个回顾性诊断出脊髓灰质炎的病例。这些病例说明回顾性诊断瘫痪性脊髓灰质炎有多么困惑。

约翰·卡尔文(John Calvin)是一名 71 岁的退休检验员。虽然他说从未被诊断出患有脊髓灰质炎,但在他生活的各个城镇中经历了多次脊髓灰质炎的流行。他在 20 岁从军队退伍时,出现了右侧肢体跛行。他去退伍军人管理局医院进行检查,最终接受了右侧跟腱延长矫正手术。他从来没有得到明确诊断,然而右腿因为肌肉萎缩,明显比左腿细小。约翰的身体功能相当不错,但在 60 岁以后,开始出现双腿无力,伴有明显的疲劳。约翰进行了全面的评估及详细检查。结论是在童年的某个时候,他可能感染了脊髓灰质炎,伴有轻微的瘫痪。排除了所有其他可能原因后,他被诊断为脊髓灰质炎后综合征。

　　约翰·卡尔文被认为患有脊髓灰质炎,但在疾病急性期过后很长时间才被诊断。年轻时,他通过了军事体格检查,能够完成基本训练和其他军队职责,没有任何问题。然而,当他上了年纪,约翰腿部出现肌肉萎缩,并导致明显无力。很可能在童年某个时候,他有发热和其他身体症状经历,但没有明显瘫痪,因此,并没有被诊断为脊髓灰质炎。

　　在其他病例中,常常因为家庭其他成员具有更严重和明显的瘫痪,个体在急性发热性疾病时被诊断为脊髓灰质炎,但是认为他们没有明显瘫痪,因此被错误地诊断为患有非瘫痪性脊髓灰质炎。

　　无论是否做出脊髓灰质炎的初步诊断,重要的是要尝试确定陈旧性脊髓灰质炎病史,并排除导致新症状的任何其他疾病。任何被认为患有非瘫痪性脊髓灰质炎的个体,必须确定以下内容:①该个体具有可能的脊髓灰质炎病史,肌电图检查结果与陈旧性脊髓灰质炎一致;②当前症状符合脊髓灰质炎后综合征诊断标准;③排除其他可能的诊断。对于以前没有认识到患有瘫痪性脊髓灰质炎的患者,经常存在尝试建立脊髓灰质炎初始诊断的问题,然后考虑目前症状是否是由于脊髓灰质炎后综合征引起的。建议向专门治疗脊髓灰质炎后遗症的医生征询意见,对于尚未确定有瘫痪性脊髓灰质炎病史的人更为重要。

　　令人困惑的是,一些实际上患有其他疾病的患者却被误诊为脊髓灰质炎。第二个病例是脊髓灰质炎支持小组转给我的一位女患者。

桑迪·伯恩斯坦（Sandy Bernstein）是一位45岁的妇女，因为膝关节疼痛和步行困难加重来诊。她说在两岁时回顾性诊断为患有"夜间脊髓灰质炎"。她的父母当时注意到她有跛行以及左手活动不利。家庭医生告诉她父母，她很可能在以前的生活中患有夜间脊髓灰质炎，目前的问题就是由其导致的。桑迪从未接受过任何治疗，长大后被认为是脊髓灰质炎后遗症患者。我深入问诊时发现，她主诉协调有问题，而不是真正的无力。她还透露上学时曾有困难，父亲说她"笨"。我为桑迪检查后，立刻确认她肯定没有患过脊髓灰质炎，而是在胎儿期或出生后不久曾患卒中。最明显的表现是她左侧肢体的反射活跃，而脊髓灰质炎后遗症患者的反射常常减弱或缺失。我把我的想法告诉桑迪，她最初的反应是不知道我在说什么，她想要寻求另一个意见。我鼓励她寻求第二种意见，但首先要进行大脑成像检测，以明确或否定存在陈旧性卒中。果然，桑迪的大脑右侧有一个病灶，这完全符合她左侧肢体协调问题的病史以及学习存在问题的情况。我把她的膝关节疼痛归因于异常步态模式，这可以通过物理治疗解决。我告诉桑迪她的脑扫描结果，桑迪表现得不知所措。她哥哥是急诊科医生，看过研究结果后虽然也很震惊，但确认她确实有陈旧性卒中，这是问题的根源。

第二个病例说明了个体很容易被误诊，特别是原始疾病发生之后很长时间再进行诊断时，而该不正确的诊断被终生携带。桑迪显然不会患上脊髓灰质炎后综合征，因为她从来没有过脊髓灰质炎病史。我给她的治疗建议与我对确实有脊髓灰质炎患者的建议不同。虽然这种情况是由家庭医生在她两岁时的误诊,其他误诊的病例也可能发生在医生实际上知道或怀疑患者没有脊髓灰质炎病史的时候。

脊髓灰质炎流行期间,由于医疗保险并不普及,因此感染脊髓灰质炎的患者往往没有支付巨额医疗费用的能力。美国国家小儿麻痹基金会(National Foundation for Infantile Paralysis, NFIP)在资助美国几乎所有脊髓灰质炎后遗症患者的医疗保健方面发挥了重要作用。因此偶尔会导致医生将患有急性发热性疾病但没有瘫痪的个体故意误诊为脊髓灰质炎,以帮助他们获得医疗费用。这些情况只是传闻,没有办法追踪具体数字。遗憾的是,在这一阶段,当试图为非瘫痪性脊髓灰质炎患者的脊髓灰质炎病史进行确定诊断时,这是另一个可能导致困惑的因素。

越来越清晰地表明,瘫痪性脊髓灰质炎作为一种疾病,呈现出一种广泛的肌无力可能性——从难以察觉到明显无力。我们现在认识到,有些人根本不知道曾患有脊髓灰质炎,也有些人认为患有非瘫痪性脊髓灰质炎,回想起来几乎肯定是轻微的瘫痪性脊髓灰质炎病例,并且今天出现了同脊髓灰质炎后综合征一致的新问题。

本章中的两个例子说明,当瘫痪性脊髓灰质炎病史没有得到确认时,试图做出脊髓灰质炎后综合征的诊断是件多么困难的事情。重要的是要认识到某些人可能没有典型的瘫痪性脊髓灰质炎病史,但可能确实曾患有这种疾病,而在这些个体中,有些人可能正在经历脊髓灰质炎后综合征。

请记住,没有明确的脊髓灰质炎病史或被认为患有非瘫痪性脊髓灰质炎,后来又被确认患有轻度瘫痪性脊髓灰质炎的人,可能只占全部瘫痪性脊髓灰质炎后遗症患者的一小部分。我们也只是最近才意识到这种情况。未来,我们毫无疑问地要更多地了解有多少人受累以及脊髓灰质炎后综合征如何影响那些非常轻微（也许是没有意识到）的瘫痪性脊髓灰质炎患者。

（王玉明　张爱明　译）

# 第 4 章

# 寻找医疗服务专家

在美国,虽然几乎所有医务人员都以某种方式参与脊髓灰质炎患者的医护过程,但医护人员常常不了解患者特殊的医疗问题,尤其不了解脊髓灰质炎后综合征,患者对此往往感到痛心。为医务人员辩解也很容易,因为许多人没有机会去了解脊髓灰质炎后综合征。这个专题常常在他们规范的教学培训中被排除在外。直到 20 世纪 80 年代,脊髓灰质炎后综合征才成为科学家和医生热衷研究的对象,而此时,许多医务人员已经接受过培训。

由于缺乏资源和经验丰富的脊髓灰质炎后综合征方面的医学专家,脊髓灰质炎后遗症患者不满于现状,联合起来组建了支持小组、新闻通讯团体,最近又建立了互联网站,来共享信息。虽然进展缓慢,但医学界也正在迎头赶上。现在已有许多优秀的康复中心专门治疗脊髓灰质炎后遗症患者,这些中心通常位于有学术医学项目的大城市(表 4.1)。经营诊所的医生经常在医学院任教、参加研究活动,并应用临床实践来治疗患者。

中心有专门人员和资源对脊髓灰质炎后遗症患者给予专业治疗,并有各领域专家在医生领导下作为团队一起工作。大多数有脊髓灰质炎项目的康复中心有一到两名医生负责该项目,同时也有来自不同医学专业的其他医生担任顾问。

### 表 4.1　寻找医疗专家的资源

| | |
|---|---|
| 美国神经病学学会<br>蒙特利尔大道 1080<br>明尼苏达州圣保罗 55116<br>http://www.aan.com<br>（612）695–1940<br><br>美国骨科医师学会<br>北河道 6300<br>伊利诺伊州罗斯蒙特 60018–4262<br>http://www.aaos.org<br>（847）823–7186 或（800）346–AAOS<br>传真:（847）823–8125<br><br>美国物理医学与康复学会<br>老 IBM 广场一号<br>套房 2500<br>伊利诺伊州芝加哥 60611–3604<br>http://www.aapmr.org<br>（312）464–9700<br>传真:（312）464–0227 | 宪报国际网络学院 / 国际脊髓灰质炎网络<br>林德尔林荫大道 #110 4207<br>密苏里州圣路易斯 63118–2915<br>www.post–polio.org<br>（314）534–0475<br><br>脊髓灰质炎学会<br>华盛顿州威斯康星大道 4200<br>套房 106273<br>华盛顿特区 20016<br>http://www.polio.org<br>邮箱 : jshl@mhg.edu<br>（301）897–8180 |

注:由《脊髓灰质炎管理》许可转载。国家康复医院出版社提供

　　各种非医生的康复专业人员也可参与到脊髓灰质炎后遗症患者的医疗和护理中。这些专家的组成根据脊髓灰质炎项目不同有所变化,常常包括护士、作业治疗师和物理治疗师、言语和语言病理学家、社会工作者、心理学家、矫形支具师、职业顾问和营养学家。规模较大的脊髓灰质炎项目能满足外地患者需要,常常持续数天接待门诊患者。

具有完备的脊髓灰质炎项目的大型康复中心是脊髓灰质炎后遗症患者寻求治疗的理想场所，虽然这样，还有一些人就诊困难。因此，这些患者可以选择向治疗脊髓灰质炎相关问题方面有专业知识的个别医生寻求治疗。理想情况下，这些医生应该能够将脊髓灰质炎后遗症患者在适当时候转诊给同地区的其他专家。

## 一、"脊髓灰质炎医生"

寻找治疗脊髓灰质炎相关问题的医学专家时，你会发现一位称职的医生是首要条件。许多人都有家庭医生，既可以是内科医生也可以是全科医生，他们负责监督他们的大部分医疗需求。大多数家庭医生不是脊髓灰质炎相关疾病的专家，理想的情况是能够将脊髓灰质炎后遗症患者转诊到社区内该领域专家医生那里。

因此，除了家庭医生以外，脊髓灰质炎后遗症患者也应该选择一个"脊髓灰质炎医生"，常常是物理治疗师或神经病学医师。脊髓灰质炎医生和家庭医生应该一起工作，并且（通过信件或办公笔记）就患者个体的治疗进行沟通。两者应该是脊髓灰质炎后遗症患者连续医疗护理的组成部分。

医疗费用限制的令人遗憾之处在于，人们更加注重由家庭医生治疗疾病，而这些疾病（从心脏病到癌症）过去曾经被转到专科医生那里。尽管不应该忽视家庭医生，但脊髓灰质炎后遗症患者应尽可能寻求专家的治疗和护理。事实上，如果家庭医生知情并参与其治疗，脊髓灰质炎后遗症患者将得到更好的整体治疗和护理。

脊髓灰质炎后遗症患者寻找到具有治疗经验的医务人员往往取决于找到一名合格医生，他是脊髓灰质炎及其后遗症方面的专家。以下是可以考虑要咨询的医生专家类型。

## 二、康复医师

康复医师是专门从事物理医学与康复的医师。该专业创建于 20 世纪 30 年代,并在 20 世纪 40 年代迅速发展,在很大程度上是由于军人受伤和脊髓灰质炎流行。20 世纪 40 年代中期,二战中大批受伤回国的军人显然没有足够的、训练有素的康复医师来照顾他们。事实上,这场战争过程中受伤回国军人多达 65 万名。根据史料记载,虽然在梅奥诊所有 300 名陆军医生参加了克鲁申博士三个月的理疗学速成班,但数量还是太少无法满足患者需要[1]。

由于 20 世纪上半叶脊髓灰质炎的流行,人们对充分了解康复原则且能够处理急、慢性损伤和疾病医生的需求变得更加强烈。罗伯特·贝内特(Dr. Robert Bennett)博士是 1953—1963 年美国物理医学与康复委员会的主席,他观察到:我相信正是通过与脊髓灰质炎患者接触,康复医师因此第一次被认为是具有特殊兴趣、基本训练和公认的能力来处理那些需要仔细开出运动处方的情况的临床医生[2]。

由于物理治疗师对开具运动治疗处方特别在行,他们被称为"物理治疗医生"。然而,康复医师不仅知道如何开物理治疗处方,他们还是要懂得更多的内科知识。随着专业发展,康复医师在完成医学院的学习后,还需要额外的三个月到四年不等的培训。1966 年,美国物理医学与康复代表大会的一次主席致辞中,路易斯·莱维特(Dr. Lewis Leavitt)博士告诉同事:作为特别致力于康复的医生,今天我们在医学的艺术和实践中具有特殊作用。不完全但在很大程度上,我们关注的是身体残疾患者的慢性管理。因此,我们必须对这些患者的需要和期望做出反应。过去，医学实践大多局限于急性疾病及残疾的诊断和治疗，而忽视了慢性病患者[3]。

因为脊髓灰质炎的流行促成了物理医学与康复专业，康复医师对脊髓灰质炎后综合征变得很感兴趣。所有康复医师都接受过处置脊髓灰质炎相关问题的培训。事实上，治疗脊髓灰质炎后综合征的能力是通过物理医学与康复专业委员会考试的一部分。然而，并不是所有康复医师都有兴趣将脊髓灰质炎后综合征作为临床和研究方向，所以他们的专业知识没有延伸到最初的培训之外。

最重要的是，不管接受什么专业培训，我们都非常希望找到一位对治疗脊髓灰质炎后遗症患者特别感兴趣的医生。许多康复医师都是优秀的脊髓灰质炎医生，因为他们在脊髓灰质炎和脊髓灰质炎后综合征方面既有早期培训，也有临床和研究经验。

## 三、神经病学医师

现代神经病学专业基本上开始于第一次世界大战，主要是由于人类神经系统知识的急剧增长和医学专科的发展。人们开始找专家治疗各种疾患，医生专家越来越了解更具体的医学领域。神经病学专业是一条双向车道，专家找出有特定问题的患者，患者也想找到治疗这些问题有经验的医生。此外，专家们发起了自信且成功的广告宣传活动，以描绘他们独特的服务，并吸引患者采用他们的方法。工业革命中富裕阶层的日益增长使这些活动更受关注，并愿意支持对其疾病的专业治疗[4]。

神经病学的培训在持续时间上类似于对康复医师的培训，并且在内容上也有些相似。虽然存在很多差异，但作为脊髓灰质炎医生在脊髓灰质炎和脊髓灰质炎后综合征方面,神经病学医师和康复医师常会接受脊髓灰质炎相关问题管理的培训。当然,一些神经病学医师在脊髓灰质炎相关疾病方面比其他人有更多兴趣和专长,一位有兴趣并接受过培训的医生是最理想的。

此外,优秀的脊髓灰质炎医生可以确定参与脊髓灰质炎后遗症患者治疗需要哪些医护人员。虽然神经病学家和康复医师都接受了脊髓灰质炎和脊髓灰质炎后综合征方面的特殊培训,但是具有不同培训背景的其他医生也能做优秀合格的脊髓灰质炎医生。标准是一名医生在治疗脊髓灰质炎后遗症患者方面有丰富经验,并已经同其他医务人员建立了庞大网络,以便所有人都能共同努力来提供尽可能最好的医疗服务。

## 四、骨科医师

"orthopaedy"一词最初于1741年由巴黎大学医学教授尼古拉斯·安德里(Nicholas Andry)创造,作为一本关于预防和矫正肌肉骨骼疾病的书的书名。这是从两个希腊词"orthos"(直)和"paidion"(儿童)中创建的[5]。尽管术语很快就流行起来,但直到19世纪中后期,骨科实际上才成为一个有组织的专业。即使如此,骨科医生达到目前普及的现状也经历将近一百年的时间。1941年,在美国约11万名医生中,实际上认证的骨外科医生不到0.4%[6]。

与康复医师一样,脊髓灰质炎的流行和第二次世界大战的伤亡共同推动了骨外科专业的发展。在20世纪上半叶,骨科医生非常关注脊髓灰质炎导致的骨骼畸形。治疗主要包括锻炼、支具和手术。文献中都是第一次对脊髓灰质炎后遗症患者进行的实验方法和手术,成败参半。随着疫苗的广泛普及,脊髓灰质炎新发病例的发病率迅速下降,许多流行的矫形手术几乎已经过时。

现代骨科医生是训练有素的外科医生,他们熟悉哪些肌肉骨骼疾病可能需要手术治疗。从医学院毕业后,骨科医生必须完成至少五年的研究生医学教育。

不是所有骨科医生都熟悉脊髓灰质炎相关的骨科问题。要找到一位有治疗脊髓灰质炎后遗症患者经验的骨科医生,最佳方法是请求脊髓灰质炎医生或家庭医生转诊。请记住,任何骨科处理,尤其是手术,都应该咨询家庭医生和脊髓灰质炎医生!在理想的情况下,所有参与患者治疗的医生至少应该得到一份医生意见书的复印件,并且应该知道其他人的建议和处方。

### 五、物理治疗师

物理治疗一直是脊髓灰质炎和脊髓灰质炎后综合征连续护理的一部分。许多脊髓灰质炎后遗症患者没有意识到的是,过去物理疗法的实践是如何随着管理护理环境的限制而发展的。

传统上,当患者需要物理治疗时,医生要开出处方,患者可以选择在哪里接受治疗。该患者由至少有四年大学学位(文学学士或理学学士),常常是有理学硕士研究生学位的注册物理治疗师进行评估和治疗。今天,经常由患者所在健康保险公司签订合同的机构来决定到哪里治疗。这些机构可能有或没有为脊髓灰质炎后遗症患者设计的方案。此外,在那里工作的治疗师在治疗脊髓灰质炎后遗症方面可能没有多少经验或根本没有经验。

另一个因素是,患者经常与注册物理治疗师合作,以关注整个治疗过程。因为一些机构想节省成本,注册物理治疗师只负责进行初步评估,然后监督治疗,而患者只能接受物理治疗师的助手或辅助的治疗。助手或辅助与注册物理治疗师工作之间的主要区别在于正规教育的水平,物理治疗辅助可能根本没有接受正式培训,而物理治疗助手已经完成了两年学习课程,并有相应的学位。另一方面,这些头衔仅代表在学校的正规培训,并不提供关于治疗师经验的信息。一些物理治疗助手甚至辅助在治疗脊髓灰质炎后遗症患者方面可能有出色的技能。再次强调,向脊髓灰质炎医生询问治疗这方面患者其他优秀专家的名字,是找到合适治疗师的最好方法。

在治疗脊髓灰质炎相关问题包括脊髓灰质炎后综合征方面,物理治疗师发挥着关键作用。一般来说,他们擅长开出合适的运动处方,可以帮助治疗并有时治愈肌肉骨骼疼痛的问题,并且可以开处方和指导使用各种辅助器具如手杖、拐杖、矫形鞋和支具。在改善家庭和工作环境以对残疾人更安全和更便利方面,物理治疗师也是专家,他们经常进行现场评估。物理治疗师可以是各种其他类型信息的资源,这些信息可能取决于他们的个人专业知识和经验。

## 六、作业治疗师

作业治疗师也在康复机构中发挥着重要作用,他们与物理治疗师一样,有三个等级,作业治疗师需要接受最正规的教育,接下来是作业治疗助手,其次是作业治疗辅助。当然,正规教育的多少并不总能预测谁最称职。一位优秀的脊髓灰质炎医生应该能够在这方面向患者提供建议。

作业治疗师专注于人们如何完成他们每天需要做的事情,无论是洗澡、穿衣、旅行、家务、还是外出工作。在康复术语中,这些被称为日常生活活动(activities of daily living),简称 ADLs。作业治疗师的工作是教会人们所需要的技能,做他们每天需要做的事情。经常使用的特殊设备称为自适应性设备。例如,有人如果难以弯腰,可以向他们示范如何使用长鞋拔。或者有人如果难以伸手去够高架上的物品,他也可以学习使用助臂夹。

作业治疗师在治疗上臂和手部损伤方面也是专家。在这方面,他们可能与物理治疗师有重要的技能交叉,后者也可能相当熟练地治疗上肢损伤,如肌腱炎或冻结肩。在我自己的脊髓灰质炎门诊中,作业治疗师还负责教导脊髓灰质炎后遗症患者如何调节自己的节奏。这个指导要针对每个人的生活方式和需求来量身定制。我们要求诊所的每个患者填写三天活动日志(见第14章),旨在帮助作业治疗师评估脊髓灰质炎后遗症患者,他们可能需要利用一些节奏的技巧以节约能量。

作业治疗师还应该与物理治疗师合作,检查某人是否可能出现以及什么时候会跌倒或绊倒。由于跌倒经常进一步加重残疾,治疗师应该敏锐地注意并努力避免此类事件。根据诊所的设定,负责此项工作的可能是作业治疗师或物理治疗师,或两者都对此负责。虽然两者之间有一些重叠,但他们在任何特定脊髓灰质炎门诊中的作用常常是非常明确的。此外,作业治疗师和物理治疗师都应与主治医师以及其他医务人员密切合作,以便为脊髓灰质炎后遗症患者提供全面的医疗服务。

许多其他医务人员在康复机构中也发挥着不可或缺的作用,这些专家可能包括矫形器师(支具制造商)、社会工作者、心理学家、康复职业咨询师、文娱治疗师、护士和营养学家。

根据地域、脊髓灰质炎门诊的规模和脊髓灰质炎项目的结构，患者可以咨询几名或所有这些专家。

想方设法找到治疗脊髓灰质炎相关疾病的专家十分重要。记住，最好从专门处理脊髓灰质炎后遗症患者医疗问题的医生开始。真正擅长治疗脊髓灰质炎后遗症患者的医生在各种医学专业中拥有庞大的同事网络。将脊髓灰质炎后遗症患者转诊到适当医疗专业人员的能力是脊髓灰质炎医生专业水平的一个组成部分。此外，由于要指导和监督患者的治疗，并向治疗师和其他医务人员开出医嘱，医生需要熟悉患者在哪里接受治疗。因此，要处理所有脊髓灰质炎相关医学问题包括脊髓灰质炎后综合征，关键第一步是找到脊髓灰质炎医生。

（王玉明　张爱明　译）

# 第5章

# 肌电图的争议

寻求医疗帮助的脊髓灰质炎后遗症患者常常面临是否要进行肌电生物研究(electromyographic study),即肌电图检查(electromyography, EMG)。应慎重考虑肌电图检查需要什么以及从肌电图中能得到什么信息后再决定进行该检查或谢绝。

肌电图是研究肌肉如何工作的一种生理检查,不同于其他成像检查,如 MRI、骨扫描、CT 等(本质上是高科技成像检查),肌电图实际上可测试在肌肉水平的变化,意味着它提供的信息不同于其他研究提供的信息。在某些情况下,这种肌电图的独特性质使其成为一种有价值的工具。实际检查时,将精细的无菌针放入肌肉中并在屏幕上测量其活动。通过移动针来检测不同部位的肌肉,同时不使用电脉冲。人们可以将测试针看作是记录肌肉工作的小型电视摄像机。肌电图能够确定被测试肌肉是否已经有损伤、导致损伤的原因以及损伤是陈旧性还是新发的。

肌电图检查常与神经传导检查(nerve conduction study, NCS)结合进行。神经传导检查需要使用表面电极(不使用针),皮肤无疼痛。在电极附近安置微型刺激器,并施加电脉冲。电脉冲能测试神经反应的快慢和强度。因此,神经传导检查与肌电图不同之处在于不使用针,而是使用微电脉冲。神经传导检查的特点在于能直接检测神经,而肌电图直接研究肌肉并间接收集神经方面的信息。即使是非常有经验的操作员进行检测,这两种研究都会让患者有一些不适,但大多数患者觉得完全可以接受(表5.1)。

**表5.1　肌电图和神经传导检查的比较**

| 肌电图检查(EMG): | 神经传导检查(NCS): |
|---|---|
| 使用无菌一次性针插入肌肉 | 使用电极黏附在皮肤表面、不穿透皮肤 |
| 不使用电脉冲 | 小电脉冲 |
| 测量神经支配的肌肉情况 | 测量神经如何工作 |

对脊髓灰质炎后遗症患者,常常推荐肌电图检查和神经传导检查来评估最初脊髓灰质炎引起的神经和肌肉损伤,并确定肌肉或神经是否有任何新的问题。两种检查彼此互补,都能提供治疗神经和肌肉问题的重要信息。来自 EMG 和NCS 的信息也可以使用来自其他测试的信息进行解释。有点像把拼图碎片放在一起:只有当加入所有碎片时,图片才变得清晰。最常推荐的其他检查是血液化验和成像研究。

为了理解为什么要同时进行这些检查(为什么单独其中一项可能还不够),想象一下,建议这些检查的医生就好比是厨师,他需要牛奶、面粉、黄油和鸡蛋。这些成分组合可以做一个美味的糕点。虽然任何一种成分可单独食用,但味道完全不同。有经验的医生能够指定各种检查,组合在一起能够最终诊断不同的病情。任何单独一种检查不可能提供足够信息来做出正确诊断。

## 脊髓灰质炎后遗症患者的肌电图检查(和神经传导检查)

肌电图检查和神经传导检查在脊髓灰质炎后遗症患者中应用存在争议的原因主要有两个:首先是因为检查常造成不适,其次因为检查价格较昂贵。如果该检查无痛且免费,很可能争议就不存在了。大多数出现新发症状的脊髓灰质炎后遗症患者都要接受这两种检查研究,然而现实是,这些研究不是无痛和免费的,因此需要决定是否进行这些检查。

进行肌电图检查和神经传导检查的主要理由有两个:首先,这些研究有助于确定个体过去是否患有脊髓灰质炎以及手臂和下肢受累的程度如何。这些研究不能绝对证实陈旧性脊髓灰质炎病史,但有助于证实患者的回忆。因此,肌电图检查和神经传导检查是脊髓灰质炎后综合征公认诊断标准的组成部分,如第2章所讨论的。个体很多时候不能完全确定是否患有脊髓灰质炎,如果有,这些研究可以帮助确定发生在神经和肌肉损伤的类型。其他人可能已被告知患有脊髓灰质炎,但是可能误诊,新的研究可有助于建立正确诊断。即使没有关于以前脊髓灰质炎的问题,这些研究可有助于确定肌肉受累的程度。

治疗脊髓灰质炎后遗症的医生能够解释肌电图检查和神经传导检查的结果,并根据发现结果提出建议。例如,对于一位陈旧性脊髓灰质炎个体在手臂和下肢有肌电图证据,又出现了累及所有肢体的新发无力,而另外一位陈旧性脊髓灰质炎个体有下肢肌电图证据且只在下肢有新发无力,医生可能会开出不同的运动处方。有人可能会对根据个人的病史和体格检查开出的运动处方有争议,然而,对第二种情况要仔细考虑,个体的手臂没有显示任何陈旧性脊髓灰质炎证据。如果肌电图揭示了陈旧性脊髓灰质炎的迹象该怎么办?开出的运动处方会有不同吗?许多脊髓灰质炎专家说运动处方应该不同。如果没有累及手臂,常开出强度更大的手臂运动处方,而如果检查显示有手臂累及,即使个体当前没有主诉手臂无力,也可能用强度较小的手臂运动处方。记住,如果个体有脊髓灰质炎病史,手臂支配肌肉的神经已经有一些损失,过于激进的运动处方可能导致永久性手臂无力。

应该进行肌电图检查和神经传导检查的第二个原因是,可以非常有效地采集到与最初脊髓灰质炎无关,但在后遗症患者中经常遇到的其他神经和肌肉问题。研究证明,接近50%的脊髓灰质炎后遗症患者的其他神经问题能治疗,并常常能治愈[1]。如未经治疗,这些问题可能导致手臂和下肢显著无力,加重残疾、疼痛和痛苦。下一个问题可能是,为什么不是所有人都要进行像给女性推荐乳房 X 线检查那样的筛查?答案是这些研究在脊髓灰质炎人群中更有用,因为这些人更可能有潜在的神经和肌肉问题。脊髓灰质炎后遗症患者对于各种原因形成的新发神经和肌肉损伤都有较高风险,包括骨骼结构由于最初麻痹而支撑不足、手臂和下肢的过度使用以及没有其他组织充分保护的神经直接受压。因此,脊髓灰质炎后遗症患者更可能有新的神经损伤,可以很容易地被肌电图检查和神经传导检查检测到。

不能夸大获得客观数据以确认诊断的重要性。脊髓灰质炎后遗症患者常常需要这些信息,以便向保险公司证明为什么应该涵盖某些服务。由于卫生保健系统处于不断变化的状态中,保险公司正在寻找方法削减支出,其中首先削减的是对慢性疾病的支出,如脊髓灰质炎和脊髓灰质炎后综合征。诊断为腕管综合征（正中神经病变）可以合理合法地要求家庭看护人员的医疗服务和尽可能多的服务，但新诊断文件必不可少。如果存在新问题，客观检查如肌电图检查和神经传导检查对于不同类型的神经和肌肉情况有特别的敏感性和特异性，并且它们是医学界中备受尊重的研究。

我们已经看到，相应检查尽管有不适和费用的问题，脊髓灰质炎患者有理由接受肌电图检查和神经传导检查。然而，在某些情况下，脊髓灰质炎后遗症患者可能想放弃检查，例如认为检查太痛苦、太昂贵。如果不质疑任何新出现的问题或者相信以前脊髓灰质炎诊断，那么这项检查可能不是非常有用，治疗医生不倾向于安排这种检查。作为脊髓灰质炎专家的医生应该能够适当地建议是否并何时应该进行肌电图检查和神经传导检查。

（王玉明　武永刚　译）

# 第6章

# 战胜疼痛

人们常说,生命中唯一可以指望的事情就是死亡和税收。应该将疼痛也列入其中,因为每个人都遭受过疼痛。事实上,从出生到死亡,一个反复出现的主题是疼痛和随之而来的痛苦。对于一些人来说,疼痛的强烈影响显然比其他人更持久、更严重、以致造成残疾。如果之前没有疼痛,大多数脊髓灰质炎后遗症患者对疾病急性发作时熟悉的疼痛深有体会。

脊髓灰质炎后遗症患者回忆录中有记载,疼痛混合有绝望感和对未来的不确定性。著名儿童文学作家佩格·克雷特(Peg Kehret)描述了这样的情景,她因疼痛请求帮助,一名护士回应到:"'我太忙了,不能只是为了把你放到病床上而跑到这里'。她手指向我说,'除非紧急情况,不要再呼叫我了。你听到了吗?除非你不能呼吸,否则不要呼叫'。我的腿在一阵阵跳痛,手臂疼痛,背部和颈部疼痛,喉咙也疼痛。我躺在那里,无助地盯着她。我想,她在本应该转向我的时候,却对我说不。"[1]

幸好,急性发热性疾病一旦消退,疼痛也消失了。对于大多数脊髓灰质炎后遗症患者来说,疼痛在他们的生活中并不是一个突出的特征,直到几十年后他们开始经历通常是严重的和致残的疼痛。研究表明,大多数脊髓灰质炎后遗症患者有疼痛,无论他们是否被诊断为脊髓灰质炎后综合征。疼痛通常每天都会发生并影响患者的生活质量。

为了更好地了解疼痛及其对任何特定疾病的影响,需考虑以下因素:

1. 疼痛是一种症状,本身不是一种疾病。

2. 疼痛是大脑中化学信息传递的结果,实际上是身体让大脑知道出现了问题的一种机制。

3. 几乎任何改变了身体正常状态的疾病都可能导致疼痛症状。

4. 非常严重或相对无关紧要的疾病都可以有疼痛症状。

5. 疼痛的严重程度并不一定与潜在疾病的严重性相关,轻度疼痛可能是严重疾病的最早体征,严重疼痛也可能与轻微且容易治疗的疾病相关。

因为疼痛是来自大脑的信息,可以理解为身体用疼痛来传递这个信息:"有什么不对的事情,去看医生找出问题是什么,以及如何治疗。"遗憾的是,有些人这样处理疼痛信息:"事情有些不对,如果你忽视它足够长的时间,它可能会消失。"他们或者听到:"事情有些不对,要坚定、忍耐、不抱怨、不用寻求帮助。"

我并不是建议人们每次为了淤青或刮伤急于求助于医生,而是指未能诊断、并超过两个星期的疼痛。许多情况下,疼痛无论有多么严重,如果没有适当治疗就不会消失。如果疼痛不能自行消失,你需要找出它的原因,特别是在它可能致残、甚至危及生命的情况下。

重要的是要记住,任何疼痛无论其来源,都将导致进一步残疾。据了解,疼痛以多种方式对脊髓灰质炎后遗症患者产生不良影响,包括能量水平、移动、睡眠和情绪[2]。

而且直觉告诉我们如果个体正在感到疼痛,不想做甚至不能做平常喜欢的活动,他们可能会感到悲伤和沮丧,特别是夜间的疼痛使其不能睡好。科学研究已经证明了这种恶性循环,患者疼痛,减少活动,睡眠不良,感到沮丧。即使疼痛根源是一种相当简单、可治疗的病症如肌腱炎,这个循环也可以发展并且致残。因此,持续两周以上的所有疼痛都应由医生进行评估,然后医生可以给予适当治疗。

## 一、急性疼痛与慢性疼痛

疼痛常分为急性或慢性。两者的区别仅在于疼痛持续的时间。急性疼痛持续数天至数周,慢性疼痛则持续数月至数年。慢性疼痛可能只是间歇性的疼痛,但在很长时间内反复出现。

急性疼痛和慢性疼痛的治疗可能有很大的不同,这取决于引起疼痛的原因和过去的治疗方法。一条重要原则是疼痛存在时间越长,治疗越困难,尤其是如果许多治疗方案已经失败过。另一方面,患有慢性疼痛的人,如果没有被诊断出或被误诊,一旦做出正确的诊断并给予适当的治疗,他们就有更好的机会改善症状。无论是什么原因导致的疼痛或疼痛持续多长时间,请记住,只要得到明确诊断且治疗适当,对大多数的疼痛都会有帮助,并通常会有明显缓解。

## 二、脊髓灰质炎后遗症患者的疼痛

脊髓灰质炎后遗症患者的疼痛可进一步分为三种类型[3]。Ⅰ型疼痛称为脊髓灰质炎后肌肉疼痛(post-polio muscle pain,PPMP),经常表现为浅表烧灼样或深层肌肉疼痛。Ⅱ型疼痛是由于软组织如肌腱、韧带和肌肉的损伤引起的,肌腱炎、滑囊炎、肌肉劳损和韧带扭伤都属于这种类型。Ⅲ型疼痛称为生物力学疼痛,是由关节炎引起的,伴随着衰老、无力和腰椎支撑不良引起的腰背疼痛等。脊柱或四肢神经损伤引起的疼痛也被归类为Ⅲ型疼痛。

该分类系统仅用于肌肉骨骼疾病,许多可导致疼痛的其他疾病不适用(胃溃疡、癌症、心脏病引起的心绞痛等)。幸运的是,脊髓灰质炎后遗症患者最常见的疼痛情况与上述三种类型中的一种有关(并不危及生命)。然而,寻求医生对任何疼痛情况的医学诊断是重要的。

在这里只详细回顾Ⅰ型疼痛。与Ⅱ型和Ⅲ型疼痛有关的诊断超出了本章范围。

典型的脊髓灰质炎后肌肉疼痛常发生在肌肉,而不是关节或身体其他部位,常被描述为灼烧、痉挛、酸痛或疲劳感,而不是尖锐刺痛。刺痛或电击样的尖锐刺痛常常表示有神经损伤。脊髓灰质炎后肌肉疼痛很常见,与肌肉使用相关,且最可能是过度使用。因此专家建议,脊髓灰质炎后遗症患者如果进行自我调整、避免过度使用肌肉,肌肉疼痛和痉挛将会减少。

显然,问题是怎样定义过度?也就是说,脊髓灰质炎后遗症患者什么时候过度使用了肌肉?为了回答这个问题,回想一下前面疼痛的定义,疼痛是疾病的一种症状。脊髓灰质炎后综合征是一种疾病,并且认为是由于肌肉劳损和疲劳发生了脊髓灰质炎后肌肉疼痛的症状。因此,确定个体是否过度使用肌肉的最好方法是让他们监测肌肉疼痛的症状。如果患者感到脊髓灰质炎后肌肉疼痛的症状较多,很可能是由于肌肉使用过度,需要降低他们的活动水平。很明显,能做到这一点的是那些了解自己身体的人,他们愿意根据自己所经历的疼痛程度来调整自己的活动水平。

典型的脊髓灰质炎后肌肉疼痛发生在夜间,疼痛会在劳累一天后加剧,然而许多脊髓灰质炎后遗症患者发现他们的肌肉疼痛与这种情况不相符。我常听到有人抱怨,他们无法将其疼痛程度与活动水平相关联。虽然经过自我调整和经常休息,许多人能够很容易地解决肌肉疼痛,但其他人就没那么幸运。一些脊髓灰质炎后遗症患者全天有肌肉疼痛,或者不管其活动水平如何,早上就常感到肌肉疼痛。是否是典型的脊髓灰质炎后肌肉疼痛,疼痛来源不明时,应全面了解病史和进行体格检查。

患者如果已经诊断患有脊髓灰质炎后肌肉疼痛,并且活动调整后也不能控制,可以选择其他治疗。由于不同治疗对不同患者起作用,因此不可能概括和预测控制肌肉疼痛的最佳方法。像补充和替代医学那样(如按摩、针灸、磁疗),药物问题值得进一步讨论,其常用于治疗疼痛。这些治疗在本章中进行了简要讨论,在第 22 章中有更详细的讨论。

### 三、治疗或控制疼痛的药物

用于治疗疼痛的药物有不同种类,最常见的是非甾体抗炎药、抗抑郁药、抗癫痫药和麻醉药物。其他使用的药物不属于这些类别,列出的药物是最常用的处方药。

抗炎药物用于治疗疼痛和炎症,有许多不同的名称,如布洛芬、萘普生、吡罗昔康。尽管有一些细微差异,它们或多或少以相同的方式起作用。药物的主要副作用是刺激胃黏膜,可能导致出血或溃疡,非常严重时可能危及生命。幸运的是,对于不能耐受传统抗炎药物的个体,一些新药的胃肠道副作用如烧心感或溃疡等要少得多。

服用抗炎药物时,人们常常错误地认为他们只是止痛药,不按处方服用。由于抗炎作用需要保持一定的血药浓度,所以仅偶尔服用可能限制其治疗作用,这是治愈过程的关键部分。

抗抑郁药物以各种方式来帮助控制疼痛。虽然几个亚类超出了本章的范围,一般来说,抗抑郁药物通过改变大脑中的一些化学信号来减轻疼痛。药物也可以改善一些人的心情,有助于睡眠。如上所述,慢性疼痛可导致睡眠不良和沮丧的情绪,两者都参与到持续慢性疼痛的循环周期中。在脊髓灰质炎后遗症患者中,三环类抗抑郁类药物已被证实有助于缓解脊髓灰质炎后肌肉疼痛。

抗癫痫药物改变了神经系统中的化学物质,有助于松弛肌肉,稳定细胞膜,减少烦躁和疼痛。

如上所述,多种不同药物可用于治疗疼痛。首先和最重要的是确定正在治疗的是什么,即是什么诊断,得到答案后将明显缩小选择范围,然后决定哪种药物最可能有效,可耐受的副作用最小。请记住,所有药物都有潜在副作用!

## 四、补充和替代医学治疗疼痛

药物治疗、物理或作业治疗都需要有治疗脊髓灰质炎经验的医生开具处方,我的理念是只要治疗无伤害、价格不过高、时间不是特别长,感觉到疼痛的个体可以尝试替代医疗。有一点需要说明的是,我常常让患者避开大多数的手法治疗(如整脊疗法、推拿、物理或作业治疗),因为手法过重会造成损伤。尽管被广泛使用,这些手法治疗具有严重的潜在并发症,例如脊髓损伤造成瘫痪、骨折、神经损伤等。特别对于无力和骨密度降低的脊髓灰质炎后遗症患者,来自手法治疗的可能损伤是不必要的风险。

### 五、改善脊髓灰质炎后肌肉疼痛的十个步骤

1. 请医生评估疼痛,确定是真正的脊髓灰质炎后肌肉疼痛,而不是其他病因引起的。按照医生的建议进一步检查和治疗。

2. 记录疼痛和活动日记,尝试并确定脊髓灰质炎后肌肉疼痛是否和如何受到活动影响(见第14章有关三天日志的例子)。

3. 尝试调整活动,是否注意到疼痛水平有差异。减少物理应力和张力可以改善脊髓灰质炎后肌肉疼痛症状。您可能希望在调整活动后详述或重复三天日志,以查看这样是否对疼痛水平有影响。

4. 制订当前移动状况清单。不管哪种方法,移动都对肌肉造成很大伤害。你需要新支具或修理旧支具吗?你应该考虑使用手杖吗?即使是部分时间,使用电动代步车或轮椅有帮助吗(有关移动、支具、代步车和轮椅的更多信息,请参阅第18~20章)?如果医生还没有建议让物理治疗师评估移动,请考虑询问这些是否有益。

患者如果调整活动后仍不足以处理脊髓灰质炎后肌肉疼痛,或者由于某种原因,您无法将活动调整到可以控制疼痛的水平,那么要考虑以下额外的步骤:

5. 向医生咨询可能有助于控制肌肉疼痛药物的建议。

6. 尝试进行正规的物理治疗或作业治疗,通过轻柔的伸展运动和加强练习来减轻肌肉疼痛症状。轻柔按摩也可有所帮助,因为它可以改善姿势和平衡。此外,物理治疗师和作业治疗师能熟练应用如超声、热、冰和电刺激等治疗方法,来减轻疼痛症状。

7. 询问肌内注射是否有益,例如,如果痉挛的肌肉局限于特定部位,触痛点注射可用于减轻疼痛。这种注射对于发生在整个手臂和下肢的肌肉疼痛无效,但可用于颈部疼痛、上臂或腿部疼痛等。

8. 寻求有关减少肌肉压力和张力设备的建议。这些被称为适应性设备的物品可以是从淋浴座椅到长柄鞋拔的任何东西。作业治疗师和物理治疗师可以建议患者使用自适应设备,减少过度使用肌肉。

9. 仔细考虑补充和替代医学治疗,将在第22章讨论。

10. 尝试改善睡眠、压力水平和情绪。睡眠质量不好或有严重情绪压力时,疼痛会更严重。疼痛症状也会因为感觉孤独和抑郁而加剧(可以理解,这些常造成恶性循环,因为如果感到疼痛较轻,那么抑郁感就不明显,反之亦然)。

(孙 义　宫慧明　译)

# 第 7 章

# 维持和保护上肢

我对有幸治疗过的每位脊髓灰质炎后遗症患者都至少说过一次:"你的手臂是独立的关键"。好好考虑一下吧,如果你完全不能使用用腿,仍可以保持完全独立,可以独自生活、自己沐浴、进食、开车。但是,如果你完全不能使用手臂,生活立即不再独立,甚至最常规、私密的日常生活活动也必须依靠别人帮助。对于完全能够自理的脊髓灰质炎后遗症患者,放弃哪怕一点点独立的想法也使人忧虑。其他患者因为急性疾病导致手臂瘫痪,依赖护理人员帮助,担心进一步损伤手臂会使残疾更重。为了尽可能生活独立,手臂十分关键,因此,我用整个章节来讲上肢维持力量和预防损伤。

首先,我们必须了解影响脊髓灰质炎后遗症患者的手臂功能的潜在因素是什么。虽然有许多疾病可能对手臂产生不利影响,考虑到一致性,我以第 6 章相同的方式来介绍。两章中不可避免有重复,但足以证明其重要性。

## 一、I 型: 脊髓灰质炎后肌肉疼痛

脊髓灰质炎后肌肉疼痛常常发生在肌肉,而不是关节部位。肩、肘、腕或手指部位的疼痛不可能是脊髓灰质炎后肌肉疼痛。脊髓灰质炎后肌肉疼痛常被描述为轻度疼痛、痉挛、烧

灼或疲劳感,在夜间频繁发生,或在剧烈活动后发生。手臂是上半身最容易被忽视的部位,因此特别容易受到肌肉疼痛的影响。任何关于过度使用肌肉的警告都应该被注意,手臂应该尽可能多休息。与脊髓灰质炎后肌肉疼痛对抗的最好方法是避免手臂肌肉的过度使用,减少应力(其他治疗选择在第 6 章中已详细讨论)。即使初期脊髓灰质炎没有累及手臂,手臂也可能发生脊髓灰质炎后肌肉疼痛,但其诊断可能会非常困难。对于任何上肢疼痛,仔细评估至关重要。

虽然许多脊髓灰质炎后遗症患者会有间断的肌肉疼痛,但人们必须要格外小心,对感到的任何手臂疼痛不要立即得出结论,冒然肯定那就是脊髓灰质炎后肌肉疼痛。无论是否患有脊髓灰质炎后综合征,患者都可以发生脊髓灰质炎后肌肉疼痛。然而,肌肉疼痛是脊髓灰质炎后综合征的症状之一,并且在排除手臂疼痛的所有其他可能原因后再下诊断。当另一种潜在的(可治疗或治愈的)疾病还未做出诊断时,就把可疑的疼痛归咎于脊髓灰质炎后肌肉疼痛,这种错误的假设可导致灾难性后果和手臂的永久残疾。

华妮塔·卡洛斯(Juanita Carlos),45 岁,是位身材娇小的女子,她来自其他州,曾向我进行过一次咨询。华妮塔虽然在孩提时曾患瘫痪性脊髓灰质炎,但恢复明显。人们必须仔细观察才能看出脊髓灰质炎曾是她生活中的一部分。尽管她看起来很好,但华妮塔感觉到疼痛、无力、麻木和手指刺痛等症状越来越多。她被告知患有脊髓灰质炎后综合征,她相信自己注定要走向进行性残疾的命运。当她意外地给我打电话时,我解释说她的症状不完全符合脊髓灰质炎后肌肉疼痛,需要对上肢进行仔细评估。华妮塔整理了她的病历后来诊,唯一目的是想找出导致其症状的原因,以及如何才能最好地保持手臂功能。我的发现令我很吃惊。

华妮塔先后两次进行了神经传导研究,记录了她手臂的神经损伤。第二次研究看起来比第一次更糟糕,这表明损伤越来越严重;她的体格检查同样令人不安。她的手部肌肉有萎缩、明显无力和感觉丧失。我向华妮塔解释说手部无力和感觉丧失几乎可以肯定是由神经损伤引起的,她很沮丧。她的医生也对她解释说有一些神经损伤,但她认为这不是一个严重问题。可悲的是,华妮塔告诉我说医生从来没有讨论过治疗方案或预后。因为她的医生说过通过神经传导研究可以跟踪神经损伤,华妮塔认为已经无能为力了。当她残疾加重时,华妮塔认为其原因是脊髓灰质炎后肌肉疼痛,她认为手臂应该尽可能多休息。

华妮塔的故事困扰着我,因为我一直为脊髓灰质炎后遗症患者提供咨询。在她无法系鞋带、扣扣子或在电脑上打字之前,她本可以做很多事情。在首次神经传导研究时,我会考虑给她推荐手腕夹板、肘关节垫、口服药物、作业或物理治疗,以及可能的注射治疗来帮助损伤神经愈合。如果这些措施不成功,在第二次检查后,我可能会建议她进行神经减压手术。早期治疗将会阻止无力和感觉丧失的进一步发展,华妮塔丧失的手臂力量和感觉甚至可能恢复。结果却是,我所能做的就是告诉她要防止更进一步的无力和感觉丧失,手术是最好的选择。因为神经已经受压了这么长时间,很有可能手术也无法使功能恢复到以前。

这是当脊髓灰质炎后遗症患者错误地假设(或被告知)他们的症状是由于脊髓灰质炎后肌肉疼痛而导致的灾难性后

果的一个例子。再一次强调,对于任何手臂出现症状的个人,没有什么能替代专门治疗脊髓灰质炎后遗症患者的医生对其进行细致的检查。

## 二、Ⅱ型:软组织损伤

就本次讨论而言,软组织损伤是指影响手臂肌肉、肌腱和韧带的损伤。常将它们分为肌肉劳损、韧带扭伤、肌腱炎或滑囊炎等。虽然Ⅱ型损伤也可能由于过度使用引起,但它是典型的自限性损伤,可以影响多个组织结构并可能包含炎症。这些损伤常常发生在手臂重复性活动中,如使用电脑、切菜、玩乐器、针织或木工等。这类损伤有不同的名称,所有这些名称意思都基本相同:即反复运动损伤、反复劳损损伤或累积性创伤性疾病。在脊髓灰质炎后遗症患者中,这类软组织损伤频繁发生,常没有明显原因。这是因为许多脊髓灰质炎后遗症患者上身无力可能不易察觉,使手臂更容易受伤。此外,下身力量减少的脊髓灰质炎后遗症患者倾向于依靠手臂协助移动,如从座椅起身或转移,这也可能使手臂易受损伤。

几乎所有软组织损伤都伴有疼痛,但可能仅在特定手臂动作中才显著。大多数这些损伤可治疗、并且经常可治愈。因此,医生有必要尽早并准确诊断。忽略手臂疼痛、新发无力、关节活动度减少对于一个人的健康和将来的功能都是有害的。轻微的上肢损伤可能变成慢性疾病,或可能成为较重的上肢损伤,这两者都直接导致进一步残疾。

例如肩部肌腱,这组肌腱常常称为肩袖,在手臂抬高过头时有助于稳定肩关节。这些肌腱可能发生肌腱炎,很容易用药物、冰敷或物理疗法来治疗。如果肌腱炎存在几个月或几年而没有得到适当治疗,可能出现肌腱无力和撕裂。肩袖撕裂比单纯肌腱炎要严重得多,特别是肌腱完全撕裂。肩袖撕裂导致手臂不能抬过头顶,常需要手术重建肌腱。肩袖撕裂可在任何时间发生,但是病程延长、未治疗的肌腱炎可以增加其发生的可能性。

上肢软组织损伤的治疗取决于明确的诊断、症状严重程度和部位。有些治疗可能相当有效,如避免加剧症状的活动、冰敷、热疗、夹板、口服药物、注射治疗、物理和作业治疗和手术(极少情况下)。请记住,只有做出明确诊断后才能进行处理和其他工作。应避免自我诊断和治疗,因为这些不太可能有帮助,甚至可能使情况更糟。

### 三、Ⅲ型:生物力学疼痛

生物力学疼痛包括由于年龄相关的关节炎、肌肉无力导致的躯干支撑不良以及脊柱和四肢的神经损伤。Ⅲ型疼痛常表现为颈部和关节疼痛。如果有神经损伤,可能表现为刺痛,有时伴有麻木和手臂无力。大多数人无论是否患有脊髓灰质炎,都会间断地感觉到生物力学疼痛,特别是上年纪时。至于脊髓灰质炎后遗症患者,生物力学疼痛常比其他人更突出,因为无力无法对骨骼结构提供充分的支撑。与本章中列出的所有疼痛问题一样,熟悉脊髓灰质炎后遗症患者生物力学疼痛的复杂性和细微差别的脊髓灰质炎医生是进行评估的最佳人选。

生物力学疼痛常被归结于关节炎,并且认为其不可治疗。但即使存在关节炎,它也可能不是疼痛的主要来源。导致头颅后部头痛的颈痛综合征就是一个例子,经常被忽视和误诊。颈部疼痛常称为颈部肌筋膜痛综合征,头痛称为枕骨下神经痛（图 7.1）。颈部疼痛和头痛都是由于肌肉痉挛、紧张所致，而不是关节炎。即使存在关节炎，常常也可以成功治疗，因为疼痛的主要来源是颈部周围肌肉，而不是脊柱的关节。

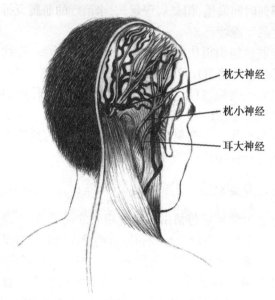

枕大神经

枕小神经

耳大神经

**图 7.1　颈部、头颅后部肌肉可以使周围神经受压，**
**引起疼痛和头痛，称为枕大神经痛**

举这个例子是因为我发现许多脊髓灰质炎后遗症患者有颈部疼痛和头痛，有时是严重和致残性的疼痛。上身无力导致不良姿势和肌肉劳损是部分原因。幸好，这些损伤常常在正确诊断和治疗后得到解决。

早期处理可包括改善坐姿和避免颈部紧张、物理治疗、按摩、热疗、口服药物和外用药膏。如果这些治疗无效，注射治疗可能有用。两种注射方式可能有帮助：第一种是触发点注射到神经水平以下的肌肉中,可以帮助放松肌肉、减压神经;第二种实际是神经阻滞,将药物置于神经水平并阻断源自该水平的疼痛。如果其他治疗方法都无效,注射治疗往往对这类问题非常有效。

最后,神经损伤是疼痛的另一个来源,常被忽视、误诊,或重视不够。早期诊断和治疗神经损伤至关重要,因为其往往导致进一步、可能永久的无力。研究表明,脊髓灰质炎后遗症患者手臂由于多种因素容易导致神经损伤,包括使用拐杖、手杖以及手臂在座椅、轮椅中放置不佳。通过理解基本解剖学和避免对手臂神经最脆弱部位施加压力,可以改善或避免这些损伤(图7.2)。手术对于神经损伤常常是一种选择,但是如果早期发现,这些损伤可以治疗、并可能不用手术就可治愈。如果出现麻木和刺痛症状,并且与Ⅰ型或Ⅱ型疼痛无关,应该高度怀疑神经损伤。

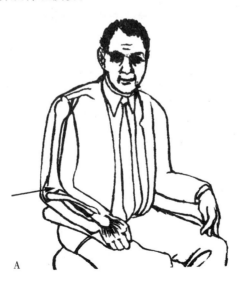

A

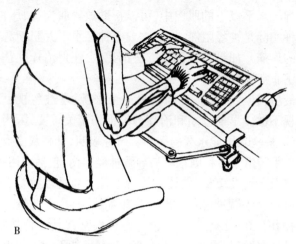

B

图 7.2　尺神经如箭头所示,非常表浅,因此在肘内侧易受伤。肘部压力可能导致神经损伤,引起感觉丧失和无力。A 图为肘部放置的错误方法。B 图显示前臂支托(或支架)支撑上臂、远离肘部,尺神经因此受到保护

（王玉明　王雅哲　译）

# 第 8 章

# 维持力量

脊髓灰质炎后遗症患者最大的恐惧可能是随时间的推移会感觉越来越无力。脊髓灰质炎最初发作后,患者尽最大努力重新恢复了力量,会再次无力似乎不可思议。然而,许多脊髓灰质炎后遗症患者面临着他们最担心的事情,即无力加重。遗憾的是,许多人这种新发无力与进一步残疾直接相关。虽然新发无力是脊髓灰质炎后综合征主要症状之一,但许多因素可能导致脊髓灰质炎后遗症患者力量丧失。

研究表明,随着年龄增长每个人都会失去一些力量[1]。然而,脊髓灰质炎后遗症患者丧失力量似乎比正常更快[2]。此外,他们经常描述肢体发生了新的无力,而没有想到是当初的脊髓灰质炎引起的。如何以及为什么会发生这种情况是许多争论的主题。虽然有很多的理论,但新发无力可能是由于多个因素共同引发的,而不是单一因素的影响。最重要的因素有:①正常老化;②缺乏力量;③肌肉过度使用;④肌肉失用;⑤其他疾病。

众所周知,人会随着衰老而失去力量。现在认为这种"正常"力量损失不像过去认为的那么显著。最近研究表明,久坐的生活方式会(肌肉失用)与其他疾病(如心脏病、糖尿病)联合作用,协同加速曾经认为的肌肉"正常"老化[3]。在脊髓灰质炎后遗症患者中,另外两个因素有加速(或可能加速)这个过程的倾向。首先是肌肉过度使用,这最有可能加速老化。其次是脊髓灰质炎发作初期损失的力量缺乏储备,常看起来像加速衰老。

为了理解某些肌肉的过度使用和其他肌肉的失用是如何在不经意间发生的,请考虑以下情况。

我在给脊髓灰质炎后遗症患者的一次演讲中,在场的一名女性仍然不相信使用手动轮椅(而不是电动轮椅)弊大于利。她大声说:"正是这样我才能保持手臂强健!"我不止一次听脊髓灰质炎后遗症患者说过,使用手动轮椅是锻炼手臂的良好方式,但我坚决不赞成。使用手动轮椅是反复做相同的动作,某些肌肉做了很多工作,而另一些肌肉没有参与。此外,推动轮椅所做的总功每天都不一样。我们所有人在某些日子比其他日子里活动得更多。鉴于存在某些肌肉过度使用,而另外一些肌肉失用的风险,将轮椅推进作为锻炼上肢的手段没有任何意义。而且所有运动方式(特别是在脊髓灰质炎后遗症患者中)应该具有一致的参数,如活动的时间量、阻力、重复次数。某人在某一天完成的总功不确定,意味这种锻炼的参数前后不一致,如推动轮椅的活动量有时多有时少,这可能导致过度使用,甚至永久性无力。人们常将日常活动代替锻炼,如推动轮椅或上下楼梯,这样常可能引起肌肉过度使用和进一步无力,而不是建立一个正规的、可控的、旨在增加力量和改善健康的锻炼计划。

从最初的脊髓灰质炎疾病中丧失储备力量是影响脊髓灰质炎后遗症患者随着年龄增长如何保持力量的一个主要因素。这里有一个我经常使用的例子。

做任何规定活动都需要一定的力量阈值。试想一下,提起 1 加仑(1 美制加仑 ≈ 3.79L)牛奶需要 30% 的手臂总力量。这意味着 30% 是手臂能够提起牛奶所需的力量阈值,如果你的力量低于这个目标,就无法提起牛奶。如果你患有脊髓灰质炎,已经失去了 50% 的力量,这仍是一个容易完成的任务,毕竟,你只需要 30%,所以你有 20% 的储备。但是假设通过衰老、失用、过度使用以及可能的其他因素,你的手臂力量每年失去 1% 到 2%。如果通过是否能轻易提起 1 加仑牛奶来衡量手臂力量,你甚至可能很多年都不会注意到这种轻微的力量损失。然而由于脊髓灰质炎或其他因素,你失去的力量开始接近 20%,你可能会注意到提起 1 加仑牛奶越来越困难。如果某一年你是 30%,而第二年下降到 29%,你就会从能够提起变为不能提起。

我将其称之为突然现象,因为脊髓灰质炎后遗症患者告诉我不能进行某种特定活动都是突然发生的。事实上,力量的损失不总是突然出现,而是已经有很多年了,但是不能完成任务的情况确实常常突然发生。我们都指望这种储备力量在衰老时能支撑我们。在脊髓灰质炎后遗症患者中,储备力量常在没有任何预警的情况下明显减少并导致残疾增加。

所以很容易看到力量是如何受到衰老、储备力量的丧失、过度使用和失用的影响,但是影响力量的其他疾病呢? 我常常认为这些是两种类型之一:直接导致无力的情况,例如支配下肢的神经受压,或肌肉的新问题如肌病;不直接影响神经或肌肉但导致无力的情况,常常是慢性、衰竭性疾病。在第二种类型中,包括用于治疗慢性疾病的药物,其可能具有影响力量的副作用。

伊莱恩·费雪（Elaine Fisher）女士现年59岁，4岁时曾患脊髓灰质炎。住院治疗6个月后，她在左腿应用短支具辅助下能够行走。她认为右腿是好的，虽然没有得脊髓灰质炎前那样强壮。在见到我前的几个月，伊莱恩开始主诉右腿疼痛、麻木和刺痛。同时，她注意到腿不像过去那样结实了。伊莱恩已经看过几次私人医生，且已经进行物理治疗和增加蛋白质饮食。显然，诊断结果是脊髓灰质炎后综合征。尽管有处方治疗，但她的腿仍感觉疼痛，而且没有以前那么强健。

当得知伊莱恩的事情，我马上怀疑她背部存在问题，可能是支配右腿肌肉的神经受到了压迫。我怀疑不是脊髓灰质炎后综合征，而是其他情况引起右腿无力，因为麻木和刺痛与脊髓灰质炎后综合征的症状不一致。我给她预约了磁共振成像检查，结果显示一个大囊肿压迫了脊髓和支配右腿肌肉的神经。

我和伊莱恩进行了几次长谈，告诉她是囊肿导致了疼痛和无力，而且不手术的话可能会变得更糟。我送她去见外科医生，医生也建议她尽快手术。伊莱恩不想承担因囊肿生长导致进一步无力和残疾的风险。她接受了手术，将囊肿摘除而且术后情况良好。

这个例子给我们的教训是，认为新发无力总是由脊髓灰质炎后综合征引起的是危险的。脊髓灰质炎后综合征的新发无力是排除了其他疾病后得到的诊断。首先考虑并排除其他降低力量的原因是非常关键的，因为许多导致新发无力的因素是可治疗和治愈的。

慢性疾病可以消耗人的能量，并导致全身疲劳和耐力缺乏。治疗这种无力的最佳方法是确保基础疾病得到最适治疗,并且所使用的药物不会增加疲劳和无力。

如果确定脊髓灰质炎后综合征是新发无力的原因,则需要进行如下治疗:停止可能加剧无力症状的、过度使用的肌肉活动。这常常被称为相对休息,意味着没有必要上床休息,只是避免某些活动。要知道,简单的改变生活方式可能就会显著影响力量。例如,使用拐杖行走可以显著减轻腿部的压力,从而阻止无力的恶性循环,甚至能帮助恢复一些失去的力量。相对休息的其他例子包括使用电动轮椅或小型摩托车代步,使用新支具以及用手控制驱动。能够列举的例子还有很多,将在后面章节中更深入探讨。

特定的锻炼可能有助于增加肌肉力量,但应该在脊髓灰质炎专家的指导下以监督和控制的方式进行。某些肌肉可能不适合加强锻炼,但常常以非疲劳方式进行慎重的锻炼可以帮助患者提高力量。第 13 章将对适当练习进行讨论。

有些药物可能有助于提高力量,但是没有特效药。药物溴吡斯的明(商品名麦斯提龙)能在肌肉水平促进化学反应,在一些脊髓灰质炎后遗症患者中可能加强肌肉收缩。任何使用药物帮助促进力量的决定都应该与脊髓灰质炎医生详细讨论,他们可以解释潜在的风险和益处,并监测药物的使用。

(杨柳明　朱智敏　译)

# 第 9 章

# 抗疲劳

疲劳是脊髓灰质炎后遗症患者最常出现的症状,超过
90% 的患者有新发疲劳或疲劳增加的报告,超过 40% 的患者
认为疲劳影响了他们进行日常活动和工作的能力[1]。但是脊
髓灰质炎后遗症患者并不是只有无力。

通常情况下疲劳是患者对医生的常见主诉。事实上,多
项研究报道,一般人群有 20%~40% 常常感到疲劳[2]。人们
几乎不去翻阅医学前沿杂志,也找不到关于如何对抗疲劳的
文章。然而,医学界已经认识到疲劳是睡眠/觉醒周期的关
键部分,睡眠/觉醒周期使我们能够适当休息,以便醒来时可
以正常工作。如果疲劳是我们每天需要完成的事情中普遍和
不可或缺的部分,那么,疲劳何时会致残? 疲劳又是什么时候
从正常疲劳跨越到了病理性疲劳?

人类的通常模式是在夜间睡觉,早晨醒来感觉神清气爽、
精力充沛。随着一天的推移,我们的能量水平慢慢下降,疲劳
程度在晚上最大,此时再次准备睡觉。在这种非常普遍的模
式中穿插有很多其他因素,可能会影响我们的能量水平。例
如,如果一位女商人常常吃一顿清淡午餐,然后在午时进行一
次短暂运动,可能会感到比她吃商务午餐、坐两三个小时、吃
一顿大餐更有精力。对于普通人而言,日常生活中的变化不

会显著影响他们日常的工作。当商务午餐结束时,女商人一般能够回到办公室继续工作而不休息,即使她比上午感觉到精力不足。

经验告诉我们,极端体力消耗产生的疲劳不同于我们静坐时产生的疲劳。我们还知道情绪和心理因素可以影响能量水平。压力、预期和兴奋可能使我们比平常更累。许多因素影响我们任何一天中的能量水平。

## 一、脊髓灰质炎后综合征中的疲劳

在脊髓灰质炎后遗症患者的研究中发现,疲劳是最常见的症状[3]。典型表现是,脊髓灰质炎后遗症患者在早晨醒来时感觉清醒、恢复精神,但在中午或之后不久将失去清晨的精力。常常在下午有一个时段,他们感到极度疲劳,被迫停下来休息。患者常描述的症状之一是感觉到"撞到了墙上"或"黑幕落下"。这些描述已经让研究人员相信,正在发生某些具有生理基础的进程。

约瑟芬·马克西(Josephine Maxey)是一位非常成功的浪漫小说家,48岁,也是脊髓灰质炎后遗症患者。多年来,朋友和家人一直称她为"一天一事女孩",因为她每天只有一次主要的出行。约瑟芬经历了多年来自脊髓灰质炎后综合征引起的致残性疲劳,这严重限制了她的能力。约瑟芬通过为每天只安排一项活动来弥补她能量水平的下降,最好是在她能量水平最高的早晨。她眉飞色舞地说,当她的朋友打电话来的时候,他们首先会问的是:"你在哪天哪天预定了你的一天一事吗?"

虽然约瑟芬已经弥补了好多年,但许多主诉疲劳的人并没有适应不同的能量水平,甚至常常不能确定"正常的"疲劳是什么。医学词典对疲劳的定义是:①由于持续活动而产生的疲倦或厌倦感觉;②器官或组织由于过度活动而对刺激响应减少或丧失的状态或情况[4]。

分析自己疲劳水平的一种方法是回答以下问题:

1. 你早上醒来时感到疲劳吗?

2. 你在夜间入睡和保持睡眠有困难吗?

3. 你睡眠时不安吗?

4. 你打鼾吗?

5. 你在白天后半段时间感到疲惫吗?

6. 你白天停下来休息吗?

7. 你白天打盹儿吗?

8. 你的能量水平在过去几年有下降吗?

9. 疲劳使你远离你想做的活动吗?

10. 疲劳会影响你进行日常生活的能力吗?

11. 你的记忆、专注力或注意力有困难吗?

如果你肯定地回答了上述两个或更多问题,那么可能有疾病影响了你的能量水平。

脊髓灰质炎后综合征中的疲劳症状可能是由于初期病毒及其对大脑的影响。中枢性疲劳理论这个名字仅仅意味着原来的脊髓灰质炎病毒影响了中枢神经系统,包括大脑中负责如警觉、专注力和记忆等活动的区域[5]。为支持这一理论,科研人员研究了脊髓灰质炎后遗症患者的大脑,并发现证据表明脊髓灰质炎病毒确实影响了大脑与觉醒、注意力和记忆相关的部分[6]。

另一个看似可信但不太可能的理论是周围性疲劳理论。

基于研究显示,在某一时刻没有疲劳的肌肉(相对大脑来讲,肌肉存在于周围,而不是中枢)也不能连续收缩[7]。可以理解的是,脊髓灰质炎后遗症患者的肌肉不像以前那么强壮,并且在持续收缩后可能更容易疲劳,但是该理论不能解释许多后遗症患者报告的记忆、注意力和警觉性等问题。

目前,中枢性疲劳理论似乎更合理,因为它能更好地把患者描述的认知症状与研究中发现的大脑解剖学异常联系起来。然而,周围性疲劳理论可能在脊髓灰质炎后综合征的疲劳中发挥作用,并且神经肌肉性疲劳可能是脊髓灰质炎后遗症患者正在经历的疲劳中的一部分。中枢性疲劳理论和周围性疲劳理论都可能是导致疲劳的机制,并且两者同时作用比任何一个单独作用更具影响。

## 二、疲劳的其他医学原因

脊髓灰质炎后综合征不是可能导致能量水平降低的唯一疾病。任何慢性疾病或未经治疗的感染基本上都以疲劳作为突出症状,这反过来可以导致进一步残疾,并影响日常生活中的功能。以疲劳为突出症状的一些常见疾病包括甲状腺功能异常、抑郁症和心脏病、糖尿病等慢性疾病。疲劳还可能由睡眠相关的医学问题引起,例如睡眠呼吸暂停(睡觉时出现间断性呼吸停止)。其他呼吸问题以及任何类型的慢性疼痛也可能影响能量水平(表9.1)。

很多疾病可以影响能量水平,对于感到异常疲劳的人,重要的是排除可治疗或可治愈的疲劳原因。例如,简单的血液化验就可以明确甲状腺问题或贫血(低血容量),这两者都可以引起疲劳,并且常常可以用药物治疗。抑郁症是疲劳的另一种常见原因,可以用药物、咨询治疗,或两者兼顾。几个因

### 表 9.1   疲劳的可能原因

贫血

焦虑

癌症和癌症治疗的副作用

慢性内分泌疾病,如糖尿病

慢性疲劳综合征

慢性感染

慢性疼痛

慢性风湿疾病,如类风湿关节炎

抑郁症

过度运动或肌肉用力过度

纤维组织肌痛

心脏病

甲状腺功能减退

违禁药物或酒精依赖

处方药物过量或副作用

术后功能障碍

脊髓灰质炎后综合征

病毒感染后

呼吸障碍,如哮喘、肺气肿

睡眠障碍,如夜间肢体活动、阻塞性睡眠呼吸暂停

素同时造成一个人的疲劳是很常见的。例如,一个有慢性疼痛的人比没有的人移动时要消耗更多的能量。额外能量可能不足以引起明显的疲劳,然而,如果疼痛影响夜间睡眠的质量和时间,疲劳就可能变得更加突出。抑郁可能是另一个因素并进一步加剧疲劳。为了有效地治疗这种疲劳,需要考虑多种问题,一些干预可能是适当的。

乔依·克莱因（Joe Klein）是重型设备操作员,年近六旬。他在孩童时曾患脊髓灰质炎,遗留有明显的右臂和手麻痹。乔依因为严重疲劳的症状来到脊髓灰质炎诊所,这种症状在他下班回家时最明显。他可以正常工作,但抱怨说在工作之外不能进行社交生活,因为他的能量水平不能支持额外的活动。详细的病史、体格检查和一些简单的实验室血液化验表明,乔依的疲劳是由于多种因素造成的。包括贫血、睡眠呼吸暂停、咖啡因和饮酒过量。

贫血会使心脏等器官因血容量减少而比平时工作做功更多,从而导致疲劳。睡眠呼吸暂停可以影响睡眠质量,而睡眠是每天恢复活力的一个重要部分。咖啡因,特别是当天晚些时候,会影响正常睡眠的能力。酒精是一种已知的抑制剂,它会消耗能量,让人感觉迟钝。

乔依因为贫血应用维生素和铁补充剂治疗,并且在夜间使用特殊呼吸机治疗睡眠呼吸暂停。他被建议在午餐后避免摄入咖啡因,并尽量避免饮酒。他的能量水平随着治疗而得到显著改善,并恢复了社交生活。乔依仍然感到一些疲劳,这可能归因于脊髓灰质炎后综合征,然而,既然其他促成因素已得到纠正,这种疲劳是在可控范围内的。

## 三、治疗疲劳

有效治疗疲劳的几个步骤包括:

### 步骤 1. 治疗可能导致疲劳的疾病

可以产生疲劳症状的疾病有很多。因此,脊髓灰质炎医生在对后遗症患者的疲劳进行初步评估时,建议进行哪些检查很重要（见表 9.2 中可能的筛查检查列表）。脊髓灰质炎医生常在尝试诊断疲劳时与家庭医生和其他专家合作。

表 9.2    疲劳诊断检查中可进行的筛选检查

| 实验室血液检查: | 全血细胞计数 |
|---|---|
| | 红细胞沉降率 |
| | 肌酐和尿素氮 |
| | 葡萄糖 |
| | 钙和磷 |
| | 电解质 |
| | 白蛋白和总蛋白 |
| | 肝功能检查 |
| | 甲状腺功能检查 |
| | 风湿病筛查 |
| | C 反应蛋白 |
| | 病毒滴度,如莱姆病螺旋体、艾滋病病毒等 |
| 尿液分析 | |
| 胸部 X 线检查 | |
| 心电图 | |
| 睡眠研究 | |

### 步骤 2. 治疗睡眠障碍

65 岁以上的人大约有 40% 存在睡眠呼吸暂停,且在脊髓灰质炎后遗症患者中更常见[8]。这个话题非常重要,在第 11 章中进行详细讨论。任何患有疲劳的脊髓灰质炎后遗症患者,无论其他症状如何都应该进行睡眠研究,以排除睡眠呼吸暂停和其他可能的睡眠障碍。

### 步骤 3. 治疗焦虑和抑郁症

焦虑和抑郁等情绪障碍可以表现为疲劳,表现为做早上第一件事就感到没有休息好。脊髓灰质炎后综合征性疲劳的人常常觉得休息好了，但随着时间推移而逐渐疲倦。因此，特别对于早上感觉到没有精神的个人，必须筛查其他引起疲劳的原因。早晨疲劳的常见原因包括情绪障碍和睡眠障碍，对一些人来讲，或是两者都有。睡眠不好当然可以让人感到沮丧，甚至可能导致抑郁。另一方面，抑郁或焦虑的人也可能睡眠不好。

为了改善疲劳症状，必须考虑所有可能的原因并适当治疗。像脊髓灰质炎后综合征这样的情绪障碍，只有在排除疲劳的其他原因后才可做出诊断。脊髓灰质炎后遗症患者可能正在调整以适应新的残疾水平，这时可能很难确定他的疲劳有多少是由这种调整相关联的沮丧感觉引起，又有多少是由于完全不同的诊断而引起。因为有许多可治疗的导致疲劳的原因（也包括情绪障碍），所以应该对正在感觉到异常疲劳水平的人进行彻底评估。

### 步骤 4. 建立节能高效的移动和步态模式

移动是对能量的巨大消耗。对于已经改变步态模式或根本不能行走的人而言，移动可能是其面对的最疲劳的单项活动。因此，节能高效的移动和步态模式对于限制疲劳症状至关重要。这是一个非常重要的话题，我用第 18 章到第 20 章专门讨论如何尽可能有效地从一个地方移动到另一个地方。

### 步骤 5. 改变生活方式以避免肌肉使用过度

脊髓灰质炎后遗症患者中的肌肉过度使用可能是疲劳的重要原因。脊髓灰质炎后遗症患者的主要能量消耗是移动。简单的日常活动，如驾驶、熨烫、洗澡等也可以通过肌肉过度使用引起疲劳。第 14 章解释了如何识别和改变引起疲劳症状的活动。

### 步骤 6. 避免酒精和药物导致疲劳

酒精是已知的抑制剂，可显著引起疲劳。对于任何感到疲劳的人，尽可能避免饮酒是有帮助的。处方药物以及可以购买的非处方药物也可能产生疲劳。建议与有经验的医生讨论所有药物，以确定药物是否产生疲劳症状。需要完全停用那些可能导致疲劳的药物，或者使用替代药物。显然，药物治疗方案的改变只有在咨询医生后才能进行。

### 步骤 7. 脊髓灰质炎后疲劳的处方药物

可能有助于改善疲劳症状的药物分为两大类：①用于治疗潜在疾病的药物，治疗有效时疲劳症状会减轻；②特别用于治疗脊髓灰质炎后遗症相关的疲劳。

对于第一类药物，种类甚至比可能的诊断还要多（因为任何一个诊断都可以用多种药物治疗）。例如，由于缺铁性贫血引起的疲劳最好用铁补充剂治疗；抑郁症引起的疲劳可以用抗抑郁药治疗；甲状腺功能不全导致的疲劳可以用几种不同的甲状腺药物治疗；以此类推。

第二类药物的种类要少得多。迄今为止，没有任何一种药物能有效地治疗所有脊髓灰质炎后综合征患者的疲劳症状。然而，脊髓灰质炎后遗症患者和他们的医生可能想尝试几种药物。请记住，所有药物都有潜在的副作用。任何能考虑到的、可以帮助消除疲劳的药物，在服用前都应该与脊髓灰质炎医生讨论它们的利弊。

（1）溴吡斯的明也称为麦斯提龙，是一种在肌肉水平发挥作用的药物，最初认为它对肌肉过度疲劳最有帮助。很遗憾，脊髓灰质炎后遗症患者应用溴吡斯的明的临床试验结果并不明确。虽然这种药物对某些后遗症患者有效，应该据此开处方，但它不是灵丹妙药。它主要的副作用与身体分泌物增加有关,常常令患者感到不舒服(如腹部绞痛和腹泻),但不是真正存在风险。这些副作用常常与剂量相关,出现副作用时可以减少剂量。然而,具有显著呼吸问题的患者可能根本不适合尝试溴吡斯的明,因为它可能增加呼吸道分泌物。

(2)溴隐亭也称为甲磺酸溴隐亭片,常常用于治疗帕金森病。这种药物作用于大脑中的化学物质(不像溴吡斯的明,在肌肉水平发挥作用),并且可能有助于缓解脊髓灰质炎后综合征的中枢性疲劳[9]。溴隐亭因此可以对注意、记忆和专注力的问题有帮助。再次强调,这种药物可能对某些后遗症患者非常有帮助,但不是所有患者的灵丹妙药。该药物最常见的副作用是恶心,然而许多其他副作用可能更严重。任何患者考虑服用溴隐亭前都应该先咨询医生。

其他药物也可能减轻某些患者的疲劳症状,包括一种抗抑郁药盐酸阿米替林,可帮助建立更好的睡眠模式;另一种药物司来吉兰,可作用于大脑中的化学物质,用于治疗帕金森病;哌甲酯(利他林)可以提高能量水平和改善注意力,可用于改善儿童的注意力和专注力问题。进一步的研究无疑将增加其他药物的可选择性。

(李建军 刘利军 译)

# 第 10 章

# 控制畏寒

许多人虽然主诉对寒冷敏感或畏寒,但脊髓灰质炎后遗症患者因为其神经损伤而更容易受到影响;神经有助于控制身体温度,尤其是四肢。萎缩的肌肉也造成了脊髓灰质炎后遗症患者在试图保持四肢温暖时的困难,因为收缩不好的肌肉无法帮助血管将血液输送到四肢。许多患者尽管对寒冷天气敏感,但即使在温暖的天气条件下,也难以保持手臂和腿的温暖,大多数情况下,这只是一个小麻烦或不便。然而,有一些患者体验到非常痛苦和致残的寒冷敏感症状。

畏寒本质上是令人不舒服的感觉,手、足部位特别明显,可能引起凉意并进展为疼痛、烧灼、刺痛或僵硬,皮肤也会有颜色变化[1]。尽管任何人都可能在寒冷环境中感到畏寒,但是脊髓灰质炎后遗症患者在温暖的房间内或在较冷气候中常存在畏寒或冷过敏反应过度。

脊髓灰质炎后遗症患者往往比其他人更加敏感,很大程度上是因为脊髓和大脑的损伤,脊髓和大脑负责对气候变化做出反应。以及在温暖四肢中起到很大作用的支配包绕血管肌肉的周围神经[2]。最初脊髓灰质炎病毒可能严重破坏了身体对不同气候的适应能力,所以后遗症患者经常叙述从急性疾病以后就体验到冷过敏。人们认为畏寒也是脊髓灰质炎后

72

综合征的一部分,因为症状可能在脊髓灰质炎最初发作后几年内明显恶化。

众所周知,体温调节障碍随着年龄增长而增加。科学研究已经得出结论,许多因素对老年人由于环境过热或过寒而损伤、甚至死亡发挥作用[3]。显然,老年人适应极端温度的能力下降已经被证实。他们检测温度变化的能力有时也会降低,因此不能采取措施帮助身体调节(如穿毛衣或调高恒温器)。其他研究都集中在这样一个事实上,许多老年人居住在隔热差的建筑物中,并且可能没有先进的供暖和空调系统。其中许多人收入固定,他们不愿意或无法负担让其居室保持舒适的温度。使这些问题更加复杂化的是老年人往往有健康问题(如营养不良、贫血、甲状腺功能低下等),这进一步降低了他们调节体温的能力。

脊髓灰质炎后遗症患者可能经历年龄相关的变化,使先前受损神经和萎缩肌肉存在的问题进一步加剧。因此,患者的冷过敏在疾病初期已经存在,可能又随着年龄增长感到更多不适。除了上面列出的因素,可能会出现加速神经"退出"过程,更多细节参见第 2 章。

身体畏寒的症状需要治疗,其原因有以下几个方面。第一,人们经受寒冷时需要消耗大量能量使身体变暖。第二,肢体协调性和活动能力受损。第三,冷过敏症状可以从令人心烦到使人极度痛苦。显然,重要的是帮助那些感到不舒服的患者摆脱困境。

治疗畏寒或冷过敏仅限于诊断和治疗任何上述基础疾病,并且为出现症状的患者创造更温暖的环境。具体方法可以是保持恒温器打开、使住房隔冷热、用温暖衣服裹严、白天使用加热垫、夜间使用电热毯,以及其他合理的预防措施。使用加热垫或电热毯时要特别注意,皮肤如果太热会有受伤的风险。有外周血管疾病的患者在使用任何加热装置之前,应咨询医生。

治疗畏寒没有专门的药物、手术或其他方法。然而,治疗引起冷过敏的疾病和创造较温暖的环境可以使患者得到很大程度缓解。保持四肢温暖还可以改善患者的协调性和移动性,并帮助患者保存身体的能量。

（王玉明　朱智敏　译）

# 第 11 章

# 呼吸问题

脊髓灰质炎后遗症患者中的呼吸问题可以归为"伟大的伪装者",因为症状可能看起来不像呼吸困难。当你因为呼吸顺畅并假想没有呼吸道问题而略过这一章之前,牢牢记住呼吸道疾病可能是微妙的,你醒着的时候可能不必为呼吸做什么,并且不管最初脊髓灰质炎发作时是否有呼吸问题,可能也不必为此做什么。我承认过去忽视了脊髓灰质炎后遗症患者的呼吸问题。然而,多年来我注意到,患者的主诉如疲劳、抑郁情绪、头痛等的根源常常是呼吸问题。此外,令我印象深刻的是许多这些问题是可以治疗的,特别是对于白天没有明显呼吸困难的人。

脊髓灰质炎后遗症患者可能面临呼吸问题的主要原因之一,是每个人的呼吸功能随着正常衰老而有所下降[1]。在肺和呼吸肌正常的个体中,呼吸功能随年龄增长的变化并不显著。不幸的是,脊髓灰质炎后遗症患者的情况并非如此,他们由于曾患有脊髓灰质炎,呼吸肌的储备力量明显减少。无论患者在原始感染期间是否有显著的呼吸问题,呼吸肌力量的微弱丧失可导致新的、需要医疗干预的呼吸问题[2]。

虽然很难控制正常年龄相关的呼吸功能下降,但可以调整某些因素。举例来说,吸烟可以加重任何潜在的呼吸问题并引起显著的新问题（如慢性阻塞性肺病和肺癌），戒烟当然可以改善呼吸状态。此外，超重的人可以通过减肥来改善他们的呼吸问题。脊柱侧凸和某些姿势不良也可能加重呼吸问题，因此，改善坐姿或站姿可以对呼吸困难有帮助。

出现新的呼吸问题的第二个原因是，患者最初的脊髓灰质炎可能损伤了大脑的呼吸控制中枢。研究表明脊髓灰质炎后遗症患者存在睡眠呼吸暂停的风险，这可能是大脑调节呼吸方式引起的[3]。

## 一、与潜在呼吸问题相关的症状

脊髓灰质炎后遗症患者和医疗专业人员常常没有认识到呼吸道问题的早期症状，因为早期症状可能是轻微的，且不容易与呼吸功能相联系。其症状可能是渐渐开始的，以致患者几乎察觉不到，直到经受折磨时，才会回想起十多年前的感受。患者和主治医生需要在出现各种新发症状个体中努力探讨呼吸衰竭的可能性。

呼吸功能问题的最早期症状常包括头痛（尤其是清醒时头痛）、疲劳、噩梦、睡眠不安或睡眠中断、平卧睡眠困难、注意力不集中、焦虑、无法大声说话或不停地频繁喘气。呼吸问题更明显的患者可能注意到有劳累性呼吸急促、频繁的呼吸道感染、呼吸不充分的感觉。最初脊髓灰质炎后需要持续呼吸支持的患者可能注意到呼吸机的设置有改变，过去有效的设置已经不能起效，并且患者整体的呼吸状态恶化。无论症状明显还是轻微，评估所有脊髓灰质炎后遗症患者呼吸功能出现的新问题是非常重要的。

## 二、呼吸评估

由脊髓灰质炎专家和脊髓灰质炎后综合征医生进行评估是确定脊髓灰质炎后遗症患者可能存在任何新问题或问题恶化的第一步。脊髓灰质炎医生一般都高度怀疑呼吸功能下降可能导致前文所述的症状，可以选择性地预约适当的检查，或建议呼吸专科医生进行进一步评估。一些患者可能希望做与症状相关的每个检查，而另一些人可能希望尽可能少进行检查，最合理的方法是向熟悉脊髓灰质炎相关呼吸系统疾病的呼吸科专家征求建议，应用最必要的检查以明确诊断。

### （一）慢性肺泡通气不足

脊髓灰质炎后遗症患者常常有两种呼吸情况。第一个是呼吸肌无力，不能进行适当的气体（氧气和二氧化碳）交换，这被称为慢性肺泡通气不足。慢性肺泡通气不足的标准检查包括一系列实验室检查（如血液化验和呼吸功能检查）[4]。

如上所述，慢性肺泡通气不足是一种疾病，涉及身体需要的氧气与需要排出的二氧化碳交换不足。患者慢性肺泡通气不足的原因是肌力减弱，因此，治疗包括帮助呼吸肌促进气体交换，最常用的方法是在睡眠期间使用呼吸机（这可以显著改善白天的感觉）。最常用设置为双水平气道正压压力（Bi-PAP），有时使用持续气道正压通气，但对慢性肺泡通气不足可能无效。请注意，补充供氧常常无用，并且可能有害。

使用双水平气道正压压力的几种方法都涉及在鼻或面部佩戴某种面罩（图11.1，图11.2）。在大多数情况下，只要个体在睡眠期间能够耐受面罩并且面罩适合，双水平气道正压压力就可有效地治疗慢性肺泡通气不足[5]。

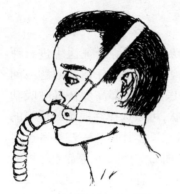
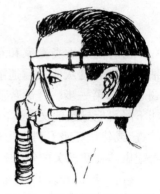

图 11.1　通过口腔间歇正压通气　　图 11.2　通过鼻腔间歇正压通气

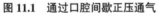

　　其他治疗包括使用各种呼吸机、摇床、气囊和气管造口术[6]。除了气管造口术，这些都是非侵入性治疗。这些处理的详细描述超出了本章的范围。

**（二）睡眠呼吸暂停**

　　脊髓灰质炎后遗症患者第二个常见的呼吸问题是睡眠呼吸暂停，定义为"睡眠期间鼻腔、口腔部位气流的间歇性停止"。睡眠期间，呼吸完全停止一段时间，反复发生[7]。患者呼吸停止的时间可以短至 10 秒或长至 2~3 分钟。睡眠呼吸暂停的患者常在每个小时停止呼吸 10~15 次或更多。睡眠呼吸暂停是患者白天疲劳的最常见原因之一，是可治疗的。它可以分为阻塞性、中枢性或混合性，所有这些类型都能在脊髓灰质炎后遗症患者中见到[8]。

　　在阻塞性睡眠呼吸暂停中，由于气道的机械问题，空气无法通过。一般来说，异常发生在上呼吸道水平。某些阻塞性睡眠呼吸暂停的患者每晚可能会停止呼吸 400~500 次！酒精和肥胖都使阻塞性睡眠呼吸暂停的症状显著恶化。科学研究表明,阻塞性睡眠呼吸暂停与高血压、心脏病、中风甚至猝死有关[9]。

中枢性睡眠呼吸暂停是由大脑功能障碍引起的,它会暂时关闭控制呼吸的信号,经常与慢性肺泡通气不足同时存在。肥胖在中枢性睡眠呼吸暂停中并不像在阻塞性睡眠呼吸暂停中那么常见。

如果脊髓灰质炎后遗症患者有以下任何症状:白天疲劳、夜间打鼾或其他人已经发现患者睡眠期间停止呼吸、窒息、喘息的事件,应怀疑有睡眠呼吸暂停。其他可以预测(但不一定导致)睡眠呼吸暂停的因素包括高血压或慢性肺泡通气不足病史、睡眠不安宁、情绪变化、记忆和专注困难、超重和早晨头痛。

常常在进行多导睡眠监测之后做出睡眠呼吸暂停的诊断。治疗取决于监测结果并综合考虑患者的症状和体格检查。一般来说,治疗包括避免仰卧睡觉、口服药物、减轻体重、避免饮酒、在晚上佩戴器具(护口器)、手术校正鼻中隔偏斜来改善机械问题和夜间使用呼吸机设备持续气道正压通气。补充氧气可能有或没有帮助。

**(三)其他原因**

虽然慢性肺泡通气不足和睡眠呼吸暂停是脊髓灰质炎后遗症患者中发现的最常见呼吸疾病,但是其他因素也可能影响呼吸功能。例如,吸烟者中常见的慢性阻塞性肺病,并且可能导致人们感觉呼吸短促;或者个体的心脏功能异常;有人可能患有需要治疗的基础性肺炎。还有另一个原因可能是卧床一段时间(可能在小手术或疾病康复期间)后的肺不张(一种肺部未充分膨胀的情况)。其他可能的原因还有很多。因此,任何体验到呼吸或呼吸状态变化(也包括有本章中所述任何症状）的脊髓灰质炎后遗症患者都需要评估。

　　呼吸问题在脊髓灰质炎后遗症患者中比通常所认识到的更为普遍。症状可能是细微的，或者认为它们可能与呼吸障碍无关，例如疲劳或早晨头痛。我常规推荐进行基线肺功能检查和其他检查如睡眠研究。当潜在的呼吸问题（包括慢性肺泡通气不足和睡眠呼吸暂停）得到适当治疗时，症状的急剧变化令我印象深刻。患者常常在疲劳、智力、白天呼吸、情绪、甚至疼痛方面有显著的改善。显然，在脊髓灰质炎后遗症患者呼吸系统疾病的诊断和治疗中保持警惕可以显著提高他们的生活质量。

（王玉明　张俊义　译）

# 第 12 章

# 吞咽问题

我的外祖父是脊髓灰质炎后遗症患者,随着年龄增长,他的吞咽困难逐渐加重。延髓型脊髓灰质炎影响控制吞咽和呼吸的肌肉,虽然不是所有脊髓灰质炎后遗症患者都有吞咽问题,但我外祖父确实属于这种类型。他是许多延髓型脊髓灰质炎后遗症患者中的一个典型,即最初从脊髓灰质炎中恢复,并留下很少的呼吸和吞咽问题。然而在晚年,他用餐时会时不时被咳嗽、清嗓子和严重窒息所打断。

我清楚地记得,外祖父最大的乐趣是带孩子和孙子们出去吃饭。他喜欢小餐馆(我母亲有时称之为油腻的餐馆),但餐馆舒适并熟悉,他了解菜品并享受有家人陪伴的美食。我记得和外祖父第一次郊游的情景,他给我们兄弟姐妹的任务是给他的厢式货车找"残疾人专用停车位"(我认为外祖父教给我们这个词是因为他患脊髓灰质炎后有下肢瘫痪的缘故)。我记得,女服务员随后问哥哥和我外祖父想吃什么。显然他们认为外祖父因为使用轮椅而不能为自己订餐。我们这时会困惑地看着外祖父,然后他会礼貌地点餐。

我成年后和外祖父一起吃饭的记忆被他那勇敢而痛苦地吞下食物的挣扎所淹没。我上大学时,第一次注意到外祖父吃饭时经常咳嗽和清嗓子。当我读医学院的时候,他进食时会呕吐,进而发展到窒息。餐厅顾客会吃惊地坐在座位上,以确定他们是否需要快速提供救助或打电话给 911。因为我们可以应付,所以保持着镇静,以免引起别人的关注,哥哥、姐姐和我彼此都会继续吃饭并相互聊天。吃饭对我外祖父来说是一场斗争,他无法参与谈话。不过,我每次回家探望时他都带我出去吃饭。

在某些时候,我会力劝母亲让外祖父评估他的吞咽问题(我外祖父不喜欢去看医生,所以这是一个棘手的问题,我将其委托给我母亲,因为她常常可以劝说外祖父去医院)。不出意料,检查结果显示吞咽相关肌肉不能正常和协调的工作。此外,食物和液体常常错误的进入气管,当食物沿气管下降而不是食管时就会造成误吸。误吸食物或饮料可能非常危险,并可能引起窒息或肺部炎症而导致死亡。医生建议外祖父留置鼻胃管,通过鼻胃管获得所需营养。但外祖父固执而自负,拒绝使用鼻胃管。他最终死于其他原因,他之前都在坚持进食,一直都在误吸。

对于脊髓灰质炎后遗症患者中的吞咽问题,外祖父的情况是我见过最糟糕的。他基本上拒绝治疗,其中部分原因是他不愿抱怨,也有他对参与的医务人员没有信心的原因,因为这些人没有任何有效治疗脊髓灰质炎后遗症患者的经验。我当时刚刚开始医疗工作,能力有限,不能帮助他。

## 一、吞咽和脊髓灰质炎

脊髓灰质炎后遗症患者大多数经历的吞咽问题没有我外祖父那样严重。在大多数情况下,他们更像我母亲那样。她也是脊髓灰质炎后遗症患者但不是延髓型脊髓灰质炎,她需要比其他人更频繁地清嗓子,几乎每次感冒都会令她失声并影响睡眠。所有这些对于脊髓灰质炎后遗症患者和吞咽功能意味着什么？有吞咽困难时常有咳嗽、窒息、清嗓子等现象。难以提高嗓门、声音嘶哑或者常常失声都表明在脊髓灰质炎初期可能有声带损伤[1]。睡眠断断续续、打鼾和早晨疲劳也都提示患者可能存在睡眠呼吸暂停或其他睡眠障碍（详见第9章和第11章）。我把所有这些症状一起提出来是因为脊髓灰质炎后遗症患者常常同时出现吞咽、言语和呼吸问题。控制这些功能的神经和肌肉位置非常接近，并且在脊髓灰质炎初期可能都受到不同程度的影响，即使认为不存在延髓型脊髓灰质炎。

　　一项研究表明接近五分之一的脊髓灰质炎后遗症患者将会遇到吞咽问题，可能会从几乎不明显到严重，甚至可能危及生命[2]。经历吞咽问题的患者数量实际上可能高得多，五分之一的数字可能反映了这样一个事实：脊髓灰质炎后遗症患者没有报告吞咽问题，既可能是因为他们没有注意到，也可能他们对这些轻微问题已经学会了调整。最初有吞咽和呼吸道并发症的患者更容易有吞咽困难，然而，随着年龄增长，即使那些最初没有延髓型脊髓灰质炎的患者也可能面临出现吞咽困难的风险[3]。脊髓灰质炎后遗症患者的吞咽问题往往进展相当缓慢，适当的治疗几乎能避免严重的并发症[4]。

　　未经治疗的吞咽问题的风险是众所周知的。我们已经看到，食物和液体可以错误地沿着气管进入，这会导致窒息或误吸入肺部。当人们想吞咽时，误吸的食物可能滞留在气道中，堵塞气道而导致突然失去呼吸能力。吞咽困难也可能与控制口腔分泌唾液的功能异常相关，并可能引起流口水。

### （一）致残的吞咽障碍

　　有吞咽问题的患者可能会对进食感到强烈的焦虑。他们可能会因为感到尴尬而孤立自己，当没有其他人在场时才进食。其他有吞咽困难的人可能坚持只有其他人在场时才进食，因为他们感觉到吞咽困难可能危及生命，如果发生了窒息可能需要复苏。在第一种情况下，患者由于退缩和孤立而使生活质量受到负面影响。在第二种情况下，患者因为丧失独立性和无法选择何时何地进食，而不管其他人是否在场，生活质量也受到影响。因此，尽管吞咽困难的症状可能不严重，都可能导致焦虑和抑郁。

当吞咽障碍妨碍人们与他人享用和分享食物的能力时，可将其正式归类为一种缺陷[5]。在某些情况下，它可能影响人的整个生活状态，包括锻炼以及在特定环境中工作和参与有意义休闲活动的能力。虽然将吞咽障碍归类为缺陷可能看起来很极端，但我们知道吃饭不仅仅是满足我们的食欲；食物有象征意义，并提供舒适的、社区参与的感觉，它甚至可能是我们宗教和民族生活的一部分。因此，未经治疗的吞咽问题可能严重影响人们的生活，即使他们没有严重的窒息或误吸风险。

### （二）吞咽和其他疾病

如前所述，脊髓灰质炎后遗症患者的吞咽问题也可能与其他疾病有关。其中最严重的是呼吸问题，在上一章已经有详细讨论。参与说话的肌肉也已经受到初期脊髓灰质炎影响，并且可能随着人的年龄增长而功能减退。其结果可能是音质、音调和音量出现问题。喉部肌肉受累的个体常常抱怨其声音疲惫，说话时声音变得沙哑并出现声带紧张。此外，他们可能容易反复发作喉炎。

另一个与吞咽相关的潜在问题是体重减轻或增加。这是很自然的，如果人们不能很好吞咽，他们可能进食较少，因此出现体重减轻。与直觉相反，吞咽困难的人有时实际增加了体重,为了饱腹感,他们倾向于高热量膳食并少食多餐。只有含有精心挑选的有营养的低脂食物时,才能够保持人的能量在一个适当水平(见第 15 章)。

当吞咽问题表现为烧心或胸痛时,可能误认为是心脏病。虽然心脏病常与呼吸急促和出汗相关,但这些症状可能不会出现。当胸痛是唯一症状时,疼痛的病因可能是心脏病或吞咽问题。另一种可能性是胃食管反流,当胃的酸性内容物返回食管并引起刺激导致烧心时,会发生胃食管反流。真正心脏病的可能性是最令人担忧的,应作为评估的首要任务。如果没有发现心血管系统的严重问题,并且持续存在胸痛和烧心症状,则应进一步评估胃肠道。检查应包括评估是否存在吞咽困难和胃食管反流。在一些个体中可能多种问题共同存在。因此,即使在脊髓灰质炎后遗症患者中有心脏病证据可以解释胸痛和烧心的症状,也应该考虑伴随吞咽问题的可能性。

**(三)吞咽和正常衰老**

脊髓灰质炎后遗症患者并不是唯一有吞咽问题风险的人。研究显示,在一般老龄人口中发生吞咽问题的风险也相当大[6]。一项研究中显示,50~79 岁的人群中,有 35% 主诉有吞咽和食管问题[7]。因为吞咽困难常与可治疗的、可能治愈的疾病相关,所以直到其他诊断被评估和排除前,既不要把衰老、也不要把脊髓灰质炎后综合征视为吞咽困难的原因。与吞咽困难相关的一些更常见疾病列于表 12.1。

吞咽问题的普遍性及其与各种疾病、正常衰老的关联已经引起了医学和科学界的强烈兴趣。研究工作越来越集中在吞咽困难的评估和治疗方面。结果是出现了更复杂的诊断和治疗方案,而且这种趋势很可能会持续下去。

**表 12.1  可能造成吞咽困难的疾病**

延髓型脊髓灰质炎和脊髓灰质炎后综合征

卒中

创伤性脑损伤

重症肌无力

感染或脓肿

多发性硬化

肌萎缩侧索硬化

自身免疫性疾病（如硬皮病、皮肌炎、干燥综合征）

糖尿病

脊柱关节炎

肌肉萎缩症

肌病

憩室

食管狭窄、环和蹼引起的结构收缩

头颈外科术后并发症

胃食管反流

声带麻痹

莱姆病

头颈癌

扁桃体周围脓肿

破伤风

面神经麻痹

上气道咳嗽综合征（鼻后滴漏综合征）

药物或酒精滥用

注：上面列表给出了可能有吞咽问题的疾病，并不是一个完整的列表

## 二、正常吞咽与异常吞咽

一般说来，人们每天约吞咽六百次[8]，涉及四十多对肌肉

协同工作,使吞咽变得轻松。正常吞咽有多个阶段,其在口中开始并通过食管将唾液、食物和液体推进到胃。吞咽的早期阶段是主动的,可能受到味道、食物偏好、食物质地和饱腹感的影响。然而,一旦食物达到食管水平,吞咽的剩余过程基本上是不随意反射。在正常吞咽过程中,食物和液体都易于控制而不会咳嗽或窒息。

从口开始经过食管到胃,沿此路径的任何地方都可能发生问题。术语吞咽困难确切地说是非特异性的,仅仅意味着在该过程中的某个环节上出现问题。在吞咽开始时的口腔准备阶段,食物或液体可能从口中漏出。随着吞咽进行,症状可能有咳嗽、窒息或感觉好像如鲠在喉。在更严重的情况下,口中内容物可以进入气管而不是食管。

吞咽困难症状的严重程度常反映问题的严重性,但并不总是如此。有轻度症状的患者甚至可能认识不到他们有吞咽问题,而有非常严重症状的人可能频繁地吸入但却没有意识到。吞咽困难的症状可能包括咳嗽、窒息和反流。表 12.2 给出了更常见症状的列表。

**表 12.2　吞咽困难的症状**

流涎

难以从食具中取出食物

咀嚼困难

咬舌头

过多的舌头动作

需要多次吞咽来移动食物

食物或液体从鼻流出(鼻反流)

咽喉黏附食物或药片

窒息

过多清嗓子

感觉如鲠在喉

咳嗽

呼吸声或鼻音

吞咽后声音嘶哑

气过水声

进餐时难以参与对话

难以达到饱腹感

饭后感觉饥渴

烧心

避免进食某些食物或液体

进食时感到焦虑

完成进餐所需时间过长(如超过40分钟)

不明原因的体重减轻或体重增加

注:这些症状不是吞咽困难的诊断,在其他疾病下也可发现

即使没有明显的吞咽问题的证据,其他线索也可能暗示存在吞咽困难。例如,要怀疑因吞咽感到焦虑的人可能存在吞咽困难,特别是在脊髓灰质炎后遗症患者中。正在经历呼吸问题或有语音声调、音高和发音清晰方面困难时,也应该怀疑有吞咽困难,因为呼吸、言语和吞咽的肌肉位置接近。要认识到吞咽困难的症状是诊断和治疗中的关键第一步。

### 三、异常吞咽的评价

吞咽评估的目标如下:①建立正确的诊断;②评估问题的位置和严重性;③处理个体的营养状况;④推荐适当的治疗。治疗吞咽困难的合格专家应有三个步骤。第一个是口述病史,特别是确定个体正在经历哪些症状。专家可能会问一

些问题,如:你吃饭或喝水时有咳嗽症状吗？你有窒息发作吗？你有烧心吗？吃饭时,你会感到焦虑吗？你是否在疲劳时更有可能出现症状？在这部分评估中,专家将获得个体目前药物治疗的完整列表,以及关于可能对头、颈部有影响的既往史,如气管切开术、卒中等。

评估的第二步是体格检查。这可以包括对个体姿势、警觉性以及语音质量和音高的一般观察。专家也会进行触诊,特别是头颈部。可以使用仪器来显现难以检查的区域,可能是特别设计的窥镜、类似于牙医用来检查口腔和咽喉的镜子,或称为内镜的更为复杂的仪器,以检查咽喉部更深的结构,如食管或声带。

评估的第三步涉及特殊检查和研究,以排除或确认具体诊断。这些可以是实验室血液化验和不同类型的 X 线研究。表 12.3 列出了一些比较常见的检查,用于观察吞咽过程。经常使用的检查是改良钡吞咽检查。钡剂被放置在食物或液体中用作示踪剂。患者吞咽含钡的食物或饮料,并且通过特殊的 X 线技术使整个吞咽过程可视化。专家可以准确地看到发生问题的地方,钡剂是否在气管中下降,以及是否误吸进入肺部。这是一种操作简单的检查方法,可以提供大量有价值的信息;因此,它经常是首选检查之一。另一种常见的检查方法是吞咽功能性内镜检查,即在鼻子后部放置一个特殊的显示器,然后观察摄入的食物和液体。

最好由专家决定用哪些检查评估特定个体的吞咽问题。可要求多名顾问参与诊断检查和治疗。例如,专门治疗吞咽困难的医生与语言和言语病理学家合作,他们可以提供有价值的信息。

**表 12.3　用于评估吞咽困难的诊断影像学研究**

| 改良吞钡造影 | 乳腺 X 线摄影检查 |
|---|---|
| 吞咽功能性内镜检查 | 超声检查 |
| 视频荧光显影检查 | 内镜检查 |
| 纤维鼻内镜检查 | |

注:描述的各种吞咽检查及其操作方式超出了本章范围。如果推荐某人进行特定检查,则应该提前与专家讨论细节

一旦完成评估并做出了适当诊断,最后一步是治疗方案的选择。这些差异将取决于造成吞咽困难的确切原因,以及在吞咽过程中出现问题的部位。治疗方案还将反映专家以前的经验和成功的策略,以及脊髓灰质炎后遗症患者追求各种选择的意愿。表 12.4 列出了可选择的治疗方案。本章不会代替医学专家进行评价,在任何情况下,如果没有专家的建议和咨询,不应考虑治疗。此外,治疗的范围应基于个人的具体主诉、诊断和对寻求治疗的关注。

**表 12.4　吞咽困难的治疗实例**

吞咽动作演示和技术(如声门上吞咽法、每次咬后干吞咽,用力吞咽)

头和颈操作法(如收下颏、头旋转、头倾斜)

姿势调整(如改善坐姿、解决脊柱侧凸)

适当的进食时间和改变食物一致性(如液体和固体交替、饮用增稠液体)

口腔运动练习

药物添加或删除

注射(如肉毒毒素)

生物反馈

热刺激

抗反流治疗(如治疗胃食管反流)

续表

手术
评估营养状况
替代性喂养途径（常常仅在非常严重的情况下，放置鼻胃管或小肠置管）

注：并非所有这些处理都适用于脊髓灰质炎后综合征患者，只有在咨询专业人员后才能进行适当的治疗

（王玉明　张俊义　译）

# 第13章

# 运动要领

　　许多在传染病流行期间感染脊髓灰质炎的人都在"用进废退"这句话的指引下度过一生,这是物理治疗师和医生在他们患病初期告知他们的一种哲理,运动对于瘫痪患者的恢复非常重要。然而,几十年前感染脊髓灰质炎的患者现在听到的是恰恰相反的言论:"使用就会失去"。即使已发表的研究也没能提供一致的指导方针。对于脊髓灰质炎后遗症患者来说,运动的话题已经成为他们最困惑的问题之一。20世纪90年代的研究表明,脊髓灰质炎后遗症患者如果适当进行运动是有益的。专家们一直认为,脊髓灰质炎后遗症患者应以控制和明智的方式进行运动[1]。本章中的讨论适用于任何有脊髓灰质炎病史的人,不论他们是否被诊断为脊髓灰质炎后综合征。

## 一、运动的争论

　　争论实际上相当容易理解,但解决起来却很复杂。主要担心的是过度使用肌肉可能会导致进一步的无力,而这可能是永久性的。对于那些以前能够很容易完成活动、但现在已经有困难的患者,这是一个令人恐惧的想法。患者此时可能在想:为什么要冒险去运动? 答案是收益大大超过风险。如果一个人适当运动,风险就可以最小化。

尽管有争议,大多数专家一致认为,根据患者个体的需要和体格检查,应该为其制订适当的运动方案。对于肌力较弱的肌肉(合理的检查发现肌力是否可以克服重力下收缩),一般的指导方针是进行非疲劳运动。较强壮的肌肉可以进行更积极的运动。这表面上看起来只是个简单的概念,但在实践中,将运动保持在非疲劳范围内相当具有挑战性。疲劳是一种主观体验,取决于个体的理解。这是很难测量的,所以个体在感到疲劳时要进行报告。正如一些人的疼痛耐受水平或高或低,一些脊髓灰质炎后遗症患者的疲劳水平也如此。

为脊髓灰质炎后遗症患者设计适当的运动计划时,另一个潜在的障碍是一些患者尽管感到疲劳甚至疼痛,仍被教导要坚持。脊髓灰质炎专家霍尔斯特德博士写了自己患脊髓灰质炎的经历,以及他一生中帮助和阻碍他的否定机制。霍尔斯特德博士把脊髓灰质炎后遗症患者和马拉松运动员进行了比较。两者都将自己推向极限,往往忽略了疲劳、疼痛和苦楚。历史学家休·加拉格尔(Hugh Gallagher)在《新移动》杂志中写道:"奔跑者是奇怪的人。他们专注、甚至痴迷于他们的奔跑。他们每天都在奔跑,无论是雨雪还是黑夜都不能阻止他们。他们驱使自己拥有非凡的耐力,迫使自己的身体表现远远超出正常能力。随着变老,他们的坚持变得越来越困难。他们从不放弃,他们是倔强的人,拒绝接受自己的局限,我们也是如此。我们的肌肉完全或部分瘫痪,只有正常力量和耐力的一小部分。然而,我们已经教它们完成了非凡的壮举。通过运动、聪明才智和大量的技巧,我们已经找到了让肌肉完成对别人来说是最简单的日常生活任务的方法[2]。"

如果脊髓灰质炎后遗症患者不断将自己推向进行日常

活动的极限,那么一个明显的问题就是额外日常运动是否有害。在某些情况下或在许多其他情况下,指导下的运动计划可能非常有帮助。通过运动增加力量和耐力有可能让日常活动看起来更像10km而不是马拉松。尽管如此,围绕运动的问题非常复杂,如果没有专家明智的指导,就不应该进行运动计划。

## 二、运动的目标

任何运动计划可以包括以下部分或全部作为其目标:①提高力量;②改善灵活性;③提高耐力;④改善协调性。

每个目标都需要特定的运动,一个理想的运动模式将解决所有目标。然而,并不是所有目标对于特定个人都同样重要,在每个活动上花费的时间应该反映出一个人希望完成什么。下面的例子旨在强调基于个人特定需求的运动方案的差异。你阅读时要记住,大多数运动计划最理想的要包括所有四个基本组成部分,这些例子旨在说明满足具体需求的适应方案。

### (一)提高力量的运动

做任何规定任务都需要最低限度的力量。许多脊髓灰质炎后遗症患者需要很大的力量来完成他们日常生活的任务。他们因为在接近最高水平下运行,即使力量有微小变化也会导致功能显著变化。例如,有患者告诉我,在新英格兰寒冷的冬天开始时,他没有能力再穿上冬衣了。而在前一个冬天,他虽然很挣扎,但仍能穿上外套。到了下一年,实在是太笨重了。体格检查显示力量虽然没有显著变化,但他在日常活动中已经注意到有无力的迹象。尽管力量变化相当微小,但他在寒冷天气中自己穿衣的能力遇到了显著变化。

脊髓灰质炎后遗症患者通常会因为力量的微小变化而不能做以前能做的事情而感到气馁，这是可以理解的。幸运的是，相反的情况也是如此，力量微弱增加意味着发挥功能的能力有很大改善。

强化运动是脊髓灰质炎后遗症患者运动中最具争议的话题之一。人们有理由担心，这种运动可能会使已经很努力工作的肌肉不必要地紧张。尽管可能发生进一步无力，但研究表明，如果在专家指导下明智地执行，大多数患者可以安全地进行肌力强化运动[3]。

玛丽·康斯坦丁（Mary Constantine）是位 60 岁的脊髓灰质炎后遗症患者，她最近因腕管综合征接受了受压神经松解手术。玛丽严重依赖强壮的手臂来弥补她腿部的无力。即使在手术后她仍然很难抓住物体和开启瓶罐，而骨科医生向她保证手术是成功的。玛丽来看脊髓灰质炎门诊时，很明显她需要做些温和的强化运动来改善无力，无力既由于神经受压，也因为几个月的失用。与技术精湛的作业治疗师合作后，玛丽发现手的力量明显改善。

强化运动建立在过载原理基础上，实质上意味着任何特定肌肉为了提高力量，就必须有足够的挑战或超载。换句话说，当肌肉被迫以最高或接近最高水平收缩时，肌肉的强度和尺寸会有所增加。这似乎违反了非疲劳运动的理念。一个人怎样才能使肌肉超负荷以增加力量，而又不使同一肌肉疲劳呢？尽管进行了大量的医学研究，答案仍然不明确。因此，脊髓灰质炎后遗症患者对强化运动一定要特别小心，并应由医生仔细来确定（有代表性的运动处方单请参阅表 13.1）。

表13.1　运动处方单样表

姓名

诊断

注意事项（如非疲劳计划）

运动类型（如等长运动）

运动持续时间（如时间长度、重复次数、组数）

运动频率（如每周多少次）

运动强度（如阻力、张力）

注：一组运动的典型结构如下：热身，伸展，主要任务（如游泳、重量练习），降温

　　强化运动练习包含两个重要特征：阻力和重复。阻力是进行运动所需重量或张力的量，重复是所做运动的次数。必须仔细监测患者加强运动练习方案中的这两个因素。

　　虽然肌肉力量是确定加强运动计划极限的首要考虑因素，肌电图和神经传导研究可能有帮助[4]。这些研究可以帮助回答以下问题：是否有证据证实脊髓灰质炎导致所有肢体受累，还是有的肢体没有累及。不论是过度使用，还是明显的神经或肌肉损伤，是否有证据证实肌肉和神经产生新的损伤。如果临床检查四肢非常有力（手法肌力检查正常），并且没有显示任何曾患脊髓灰质炎的证据，运动建议可以放宽并允许更积极的加强计划。

### （二）改善灵活性的运动

　　灵活性训练用以增加四肢、颈部和躯干的活动范围。如果拉伸不规律，肌肉、肌腱、韧带将会收缩或变短，从而限制了特定关节如踝关节、颈部、躯干的活动范围。活动范围受限可能是疼痛致残，有时甚至是危险的。例如，有颈痛的人可能

不想将头转向一侧,因为过于疼痛。短时间(几天到几周)之后,由于肌肉、肌腱和韧带拉伸不规律,转动头部变得困难。结果通常是更加疼痛,影响完成日常动作的能力(如驾驶变换车道时,转动头部对于安全至关重要)。

在脊髓灰质炎后遗症患者中,跟腱绷紧引起的问题显而易见,会增加行走所需能量。当行走时足部难以抬起,可能导致跌倒。缺乏灵活性也是背痛的主要原因,这可以通过改善躯干和腿部的灵活性而完全消除。

简·布莱克(Jane Black)是一位 50 岁的脊髓灰质炎后遗症患者,她的左腿尽管残留些麻痹,但她走动时从来不需要使用支具或辅助器具。她首次来到脊髓灰质炎门诊时,担心不能再从事专业工作。她是一名室内设计师,在客户的家里工作感到越来越困难,她会在不平的地面、地毯和门槛上绊倒。初步评估得到了一些明确的线索。她的脚踝已经失去了一些活动范围,尤其是在左侧,当她试图转动脚时,不能很好地抬脚,左脚会被卡住,进而被绊倒。经过短暂的物理治疗,她脚踝的灵活性得到了改善,不再绊倒。她不仅走得更好,而且在走动时耗能也更少。

灵活性训练是任何运动计划中关键的部分,但常被忽视。有些人没有太用力就非常灵活,而其他人则相当不灵活。这些人甚至也可以通过适当运动来提高灵活性。图 13.1~图 13.10 和表 13.2 给出了几乎所有脊髓灰质炎后遗症患者都能安全完成的简单伸展运动的例子。

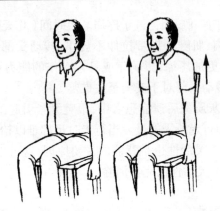

**图 13.1   耸肩**：这个运动有助于放松和加强颈部肌肉以及改善姿势

1. 坐下或躺下，双臂在身体两侧放松。2. 将肩膀朝向耳朵，
尽可能耸肩。深吸气时耸肩，呼气时放松。3. 重复 5 次

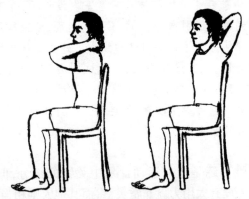

**图 13.2   锁双臂**：此运动有助于改善肩部和
胸部肌肉的姿势和活动范围

1. 可在坐位或站立做这个运动。2. 将双手放在头颅后，肘
部向前。3. 尽可能将肘部向后移动。保持收下颌和头向后
倾。应该感觉到胸部轻柔舒展。保持这个姿势 5 秒。4. 返
回到起始位置并重复 5 次

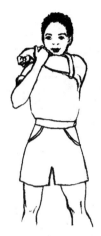

**图 13.3  后侧肩关节囊伸展: 这个运动有助于伸展肩部**
1. 可在坐位、站立或躺下做这个运动。2. 用对侧手轻轻拉肘关节,直至感到肩部有伸展。3. 保持这个姿势5 秒。4. 重复 5 次,然后在另一只手臂上做伸展动作

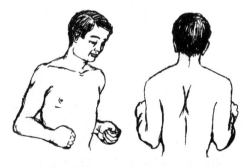

**图 13.4  肩胛骨挤压: 这项运动有助于拉伸胸部和肩部肌肉,加强肩部肌肉并改善姿势**
1. 坐位或尽可能站直。2. 把肩膀向后拉,将肩胛骨挤在一起。尝试将肘关节尽可能一起靠在背后。3. 保持这个姿势 5 秒,重复 5 次

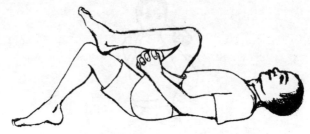

**图 13.5　单膝到胸部伸展**：这项运动有助于
拉伸腿后侧腘绳肌、臀部肌肉、下背部肌肉

这项练习可以改善站立和行走，并帮助缓解腰痛。如果进行过髋关节置换，不要进行此练习。1. 躺在坚实、不硬的台面上，抬膝。2. 将一侧膝关节拉到胸部，直至感到下背部、臀部和大腿后侧有轻柔伸展。对侧腿应稍微弯曲，如图所示。3. 保持这个姿势 5~10 秒，重复 5 次。然后转换另一侧

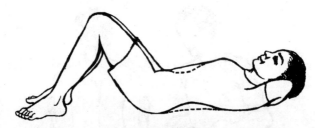

**图 13.6　骨盆倾斜**：这是一个经典运动，旨在帮助
稳定骨盆、加强腹部肌肉、并改善腰背痛

即使没有背痛，这也是一个很好的运动。1. 躺在坚实、不硬的台面上，抬膝。2. 绷紧腹肌、臀肌，使背部平坦。3. 保持这个姿势 5 秒，重复 5 次

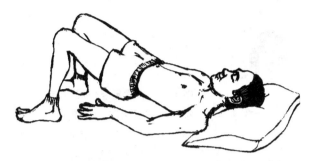

**图 13.7 桥式运动：这项运动有助于稳定骨盆和
腰部，加强腹部和下背部肌肉**

1. 躺在坚实、不硬的台面上，抬膝。2. 专注于保持骨盆水
平，轻轻提高臀部。保持腹肌紧张。3. 轻轻降低骨盆，并
重复 5 次

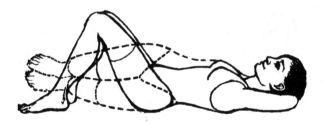

**图 13.8 下部躯干伸展：这项运动有助于
拉伸腰、臀部和腹部肌肉**

1. 躺在坚实、不硬的台面上，抬膝。2. 保持背部平坦，双
脚并拢，膝关节从一侧向另一侧旋转。3. 保持 5 秒，然后
将膝转向另一侧 5 秒。重复 5 次

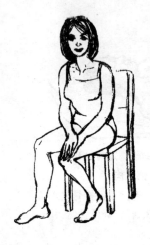

**图 13.9**　坐式足踝伸展:此运动通过轻轻拉伸小腿肌肉和跟腱提高踝关节活动范围。这有助于平衡和行走。它还可以降低整体移动时的能量消耗,降低跌倒风险。如果足踝融合,不要做这个练习

1. 坐位,屈膝,轻轻推动至感觉小腿伸展。足跟应该离开地板。2. 保持 10 秒。重复 5 次并转换到另一侧

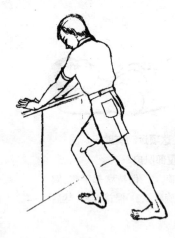

**图 13.10**　站立足踝伸展。这个练习类似于 **13.9**,但在站立姿势进行。如果进行过踝关节融合术,不要做这个练习

1. 站立,将双手靠在墙壁或柜台上。
2. 足跟在地板上,保持后腿直立。
3. 向墙壁或柜台倾斜,直至感到小腿轻柔伸展。4. 保持 10 秒。重复 5 次并转换另一侧

**表 13.2　常规运动推荐**

清晨进行运动,最好是淋浴后肌肉处于灵活状态

进行舒缓、平稳的运动,不要激烈跳动

运动强度不要引起疼痛,感觉到轻柔地舒展即可

不要憋气

不要运动到筋疲力尽

注:本章的示例是通过轻柔伸展(拉伸)改善肌肉灵活性的导引,如果进行这些运动有困难或者想要个性化的练习,需要与医生沟通协商

一般来说,灵活性运动练习包含主动和被动伸展。差别看起来可能很明显,但实际上非常重要。主动拉伸由患者完成,而被动拉伸由其他人对患者进行拉伸。这些术语导致了脊髓灰质炎文献中的混淆。被动运动也称为被动拉伸或被动活动范围练习,被认为是唯一适合脊髓灰质炎后遗症患者的运动方式——主要是因为被动运动是非疲劳运动,由其他人在做。这个建议是错误的,应该理解为被动运动可能非常有帮助,当然也不疲劳,但常常不是患者可以安全进行的唯一运动。

## (三)提高耐力的运动

这种类型的运动常常指心肺训练或有氧运动。简而言之,心血管健康是心脏、血管有效工作,以便向身体其余部分供应氧气和其他必需营养素。心肺训练、心脏调节、有氧运动等术语可以互换使用,来描述改善耐力的运动。

心肺训练的目标是在特定时间内将心率保持在升高水平。美国外科医生建议所有年龄段的人在一周中的大多天数内,进行包括至少 30 分钟的中等强度身体活动(如轻快步行)[5]。大多数情况下,这虽然是个好建议,但对于某些脊髓

灰质炎后遗症患者可能是过量的。

约翰·威尔逊（John Wilson）是一位70岁的脊髓灰质炎后遗症患者，最近进行了开胸心脏手术，他注意到，他总是感觉非常劳累和虚弱。即使做简单的家务也觉得疲劳、气短。心脏病专家建议他开始运动计划以提高耐力和改善心血管健康，并将他转诊到我们的脊髓灰质炎门诊。进行评估之后，约翰开始在指导下进行物理治疗，建立了有益于他的运动计划。针对约翰进行的运动主要集中在提高耐力而不引起严重疲劳。三个月后，约翰回到他的心脏病医生那里，说他感觉精力充沛了，做家务的时候也不再气短了。

### （四）改善协调性的运动

当某些肌肉被用来完成一项任务而其他肌肉受到抑制时，协调性是一种微妙的平衡。它依赖于大脑的程序化以精确的方式进行移动。然而，为了以这种方式对大脑进行"编程"，一个人必须对一个动作或一组动作进行成千上万次的重复。

因此，改善协调性的运动需要反复，必须一遍又一遍地完成特定任务。小孩子要反复练习新技能，如站立、爬行、步行、使用勺、从杯里喝水。年龄较大的儿童不断努力，通过改善协调性来掌握新技能。作为成年人，我们大多数人已经掌握了需要密集练习的技能，通过运动来提高协调性则不那么重要。

大多数脊髓灰质炎后遗症患者可能对改善协调性的运动不需要广泛关注，然而，在某些情况下，协调性可能成为运动计划的主要部分。例如，患者如果想要学习新技能，如打高尔夫球或乒乓球,练习所需的技能是必不可少的。如果开出了新支具或辅助器具处方如手杖,患者则可能需要练习不同的行走模式,以便感觉舒适和安全。

人们常常在没有正规指导下就开始使用手杖(或其他辅助器具)。如果他们使用拐杖的方法是错误的,或不知道如何正确迈步或使用手杖,结果可能是灾难性的。使用辅助器具不正确会增加能量消耗并可能引起跌倒。此外,患者一旦起初使用辅助器具不正确,建立的异常步态模式则难以校正。因此,尽管大多数脊髓灰质炎后遗症患者不需要正规训练来改善协调性,但是在某些情况下,这些运动是非常重要的。

另外如卒中等疾病发生时,运动对改善协调性是重要的。患者可能难以完成以前认为理所当然的任务。在这种情况下,运动可能非常有助于改善协调性。

弗雷德·萨缪尔斯(Fred Samuels)是一位 80 岁但充满活力的脊髓灰质炎后遗症患者,从未有过严重的脊髓灰质炎相关问题。当他患轻度卒中时,医生说他很幸运并有了明显恢复。但自从卒中后,弗雷德注意到他的平衡感变差了,而且他摔了好几次,其中一次撞破了头部还需要缝合。弗雷德在脊髓灰质炎门诊进行了评估,并接受了专门针对平衡和协调的物理治疗课程。几个月后,弗雷德恢复了原来的状态,不再跌倒。

## 三、运动的益处

运动的益处既有生理上的,也有心理方面的。研究表明正常衰老和力量丧失可能主要是由于活动减少和对身体活动的兴趣减少[6]。许多脊髓灰质炎后遗症患者认为,他们的日常活动是一种充分的身体锻炼,而额外的运动是有害的。在某些情况下,情况确实如此。然而,在许多其他情况下,脊髓灰质炎后遗症患者可能需要使用调整步速节奏技术,以免每天精疲力尽。增加适当的专门设计用于提高力量、耐力和心脏调节的运动计划可能是合理的。运动计划的益处不应该在任何人身上打折扣。幸运的是,脊髓灰质炎后遗症患者通常可以从参与规律运动中获得回报。下面列出的益处并不详尽全面,而是要强调规律运动的一些积极效果。

### (一)降低严重心脏病风险

脊髓灰质炎后遗症患者经常问到,即使越来越无力的风险很小,他们为什么还要运动呢? 一个令人信服的原因是,运动已经被证明能降低心脏病的风险,这是美国人死亡的首要原因。研究表明,许多脊髓灰质炎后遗症患者的心肺调节功能较差[7],其中一部分原因是缺乏运动。显然,患者在考虑运动的选择时不仅需要考虑新发无力的可能性,而且还要考虑到严重心脏病的风险。用于改善心肺功能的运动计划即使强度较低也是有益的。

### (二)减少卒中的可能性

根据美国心脏协会的统计数据,脑卒中在美国是造成严重长期残疾的主要原因,是继心脏病、癌症之后造成死亡的第三大原因[8]。规律运动有助于降低卒中的可能性。

### (三)改善糖尿病患者的血糖控制

在美国,估计有 6 百万糖尿病[9]患者。不幸的是,人们常常低估糖尿病对个人健康的有害影响。该疾病有造成严重致残的可能,甚至可能导致过早死亡。控制血糖非常有必要,并有助于限制与糖尿病相关的许多严重问题(如视力丧失、肾衰竭、循环不良、神经损伤等)。个人无论是否患过脊髓灰质炎,如果有糖尿病,运动是帮助控制血糖水平的最好方法之一。

### (四)减缓或防止一些经常被认为是正常衰老引起的智力下降

运动对这方面的影响还没有得到很好研究,然而医学研究对这个话题有很大的兴趣和思考。最近的研究结果令人鼓舞,定期运动可能在这方面有帮助[10]。

### (五)预防骨质疏松症

骨质疏松症在第 17 章中详细讨论,简单来说,运动是保持骨骼粗壮、健康、强壮的关键。

### (六)改善情绪、预防抑郁症

运动对心理上的益处有很多[11]。有些是身体上的益处,包括体内释放的化学物质,如内啡肽,这是帮助我们感到满足、快乐的天然物质。规律运动有助于释放这些物质,从而缓解焦虑或抑郁症状。此外,规律运动可以帮助建立信心和改善躯体活动受限程度,这会让人在心理上感觉更平和。

### (七)改善肌肉骨骼疼痛的症状

研究表明规律运动比久坐的人,疼痛的主诉更少。运动当然可能导致损伤,但不能规律运动的人更容易受伤。运动似乎改善了颈部、背部和肩部肌肉骨骼疼痛的症状,这是所有脊髓灰质炎后遗症患者常见的主诉。如果遵循以下步骤(四、安全地开始运动计划),身体受损伤的可能性要小得多。

### (八)减轻疲劳症状

运动可以通过几种方式减轻疲劳感。通过加强肌肉锻炼和增加耐力,患者可以改善肌肉无力引起的真实疲劳,使日常活动需要的能量更少。由于大脑在运动期间释放内啡肽,因此也可以改善抑郁引发的疲劳。

### (九)降低跌倒风险

跌倒和随后的进一步残疾是一个严肃的话题,将在16章专门进行全面讨论。我们现在注意到,规律运动可以改善平衡、协调性和力量,所有这些都有助于防止跌倒。运动也可以提高耐力,使跌倒的可能性更小。此外,如果确实发生跌倒,经常运动也可减少严重受伤的风险。

## 四、安全地开始运动计划

没有什么可以替代在专家指导下进行运动计划。简单规则如下:

1. 咨询治疗脊髓灰质炎后遗症患者的医生。

2. 告诉医生你患有的其他任何疾病。

3. 告诉医生你的任何不适和疼痛。

4. 进行医生建议的医学检查。

5. 向擅长为脊髓灰质炎后遗症患者设计运动项目的物理和/或职业治疗师咨询处方。

6. 慢慢地开始。

7. 告知任何疲劳、疼痛或气喘的感觉。

8. 自己调整节奏。

在脊髓灰质炎后遗症患者中,运动的话题是复杂、且经常令人困惑的。平衡活动和休息是一场永无休止的斗争。人们经常担心的是,过度利用已经努力工作完成日常活动的肌肉可能导致永久性无力。然而,运动是保持灵活性、力量、协调性和耐力的关键部分,所有这些都有助于提高生活质量和独立性。运动对于减少严重损伤和疾病的风险也很重要。规律运动已证实能改善肌肉骨骼疼痛症状,并且在心理上也有益。幸运的是,大多数脊髓灰质炎患者只要有医学专家指导,就能够获得运动的益处。

（王玉明　黄　莹　译）

# 第 14 章

# 保存能量和调整节奏

休·加拉格尔作为作家屡获殊荣,他也是位四肢瘫痪的脊髓灰质炎后遗症患者,四十多年来他一直保持自立生活。他说:"我的肌力和耐力就像我钱包中的硬币,我只有这么多,也只会买那么多。我必须量入为出,为此我必须节省使用:我想买什么?我怎样才能以尽可能低的成本买到它?"他如此描述随着年龄增长如何管理他的能量:"和脊髓灰质炎一起衰老如同一个经济学问题,要分析成本和效用。需要考量使用多少有限的能量去获得多少的满足。争取做到努力最小化,乐趣最大化。"[1]

加拉格尔的类比很精妙,提示了保存能量和调整节奏作用的核心,这就是患有脊髓灰质炎后如何优雅衰老的重要部分。他的理念本质上意味着脊髓灰质炎后遗症患者应该尽情充分地过自己的生活,并且享受他们爱做和能做的事情。这也意味着他们不应该因为能行就时常对自己施加压力。采用保存能量和调整节奏的观念是为了让人们去做那些对其重要的活动,限制那些不一定能享受乐趣且可能需要付出大量能量的活动。

如果你是脊髓灰质炎后遗症患者,你可能想跳过这章。毕竟,你可能花费一生的时间适应这一切,并试图围绕身体限制计划活动。不过,更细心的脊髓灰质炎后遗症患者能找到方法来保存能量并且改善生活质量。

## 一、拥有更多能量和感觉更好的十个步骤

### 步骤 1. 建立能量清单

要评估怎样保存能量,最好的方法之一是首先确定如何消耗能量。在特定时间内坚持记录所有活动是一种很好的方式,可以客观地审视能量是如何被保存或耗费的。我诊所中的脊髓灰质炎后遗症患者都要记录下他们三天的所有活动(表 14.1)。还要记录疼痛发作和一天中不同时间和活动期间发生的疲劳。诊所里的作业治疗师检查活动记录,并根据完成记录所需的能量,用不同颜色的标记标出每个活动。例如,低能量活动以黄色显示,中等能量活动是绿色、高能量活动为红色。活动日志的目标是拥有大量黄色和绿色的活动,少量红色的活动,以及通过简单改变生活方式把高能量活动变成低或中度能量活动。作业治疗师的工作是建议人们如何在保

**表 14.1　三天活动日志**

步骤 1. 准备空白的笔记本以记录三天中每天、每小时的活动

步骤 2. 接下来三天中,记录每小时活动

步骤 3. 记录活动时同时记录感到的疼痛或疲劳

步骤 4. 记录三天日志后,用三种不同颜色荧光笔标记每小时低、中、高能量活动

步骤 5. 分析三天日志。你什么时候感觉疼痛最厉害？你是否在工作中没有休息时疼痛最明显？你什么时候感觉疲倦？你在最疲劳的时候能计划休息一段时间吗？

注:每个人的日志都不同,它只是一个简单的指南,帮助分析活动水平,并与疼痛和疲劳水平相关联

持精力的同时做对他们重要的事情。以下的例子描述了如何记录三天活动日志。

　　玛丽·约翰逊（Mary Johnson）是一位 55 岁的小学校长，她在第三个孩子出生后感染脊髓灰质炎。她在疾病初期发作时，呼吸肌严重受累，使用了几周铁肺。玛丽恢复显著，但此后由于呼吸肌无力导致手臂无力和呼吸急促。玛丽用力过度时出现呼吸困难，她认为自己对保存能量和调整节奏在行，没有什么事情可以帮助她度日。当玛丽来评估时，她很沮丧并准备辞掉喜欢的工作，她说："我没有精力去撑过每一天！"起初，她不愿评估如何耗费能量，但终于同意进行三天活动记录。她回来复诊时喊道："你肯定不会相信，我一个早晨的工作就要从办公桌站起五十多次。"作业治疗师到玛丽的学校去评估她工作时的站立情况，这是治疗方案的一部分。在重新安排和订购一些相对便宜的设备后，玛丽能够完成工作，而不用整天起来很多次！这种三天日志在其他领域也被证明有用，学会保存能量和调整节奏的方式并坚持一年后，玛丽来再次预约随访，她说目前比之前的十年感觉更好。她现在工作很容易，并得益于新发现的能量。

　　虽然不是每个人都会有这样显著的结果，但能量水平即使少量提高也可以显著提高生活质量。黛安·克里斯蒂（Diane Christy）是一位职业教育家，也是位母亲。她出生后即患有某种慢性病，需要将保存能量作为日常工作的重点。她利用这方面的专业知识，与人共同创作了《自我调整节奏》。克里斯蒂写道："日子变成挂毯，精细编织休息和计划活动，每个都有特殊的方法或窍门"。[2]

**步骤 2. 和医生对话**

许多显著消耗能量的方式是由容易治疗的疾病造成的。例如，未经治疗的损伤或关节炎等疾病，会使得移动变得困难。基本上任何疾病都会消耗人的能量，停止能量消耗的关键是处理这些问题。记住，这个过程可能正在进行（特别是在慢性疾病中，如关节炎），你可能需要定期去看医生进行"微调"。带着疼痛到处移动的负担带来的不仅仅是身体上的不适——它浪费了宝贵的能量储备！把疼痛看作是这样一种声音："去看医生，寻求帮助，节省能量。"

脊髓灰质炎后遗症患者变得更加虚弱并且行走方式有变化时，也会耗费能量。移动的任何变化都将导致耗能增加。为了最少的能量消耗，脊髓灰质炎医生推荐使行走或移动更容易的方法——也许可以尝试轻便支具或使用电动代步车或轮椅，但许多人拒绝改变他们的移动方式。我总是鼓励人们思考，对他们来说，能够轻松地移动和节约能量是多么有价值。我常问他们：如果移动更容易、允许你做有意义的事情、并提高生活质量，你会考虑其他方式进行移动吗？大多数患者在移动中想要找到更容易和更省力的方法。为了移动，有些人不去简单地选择对体能更加有意义的部分，而是用抛硬币作为选择方法。没有对错，你需要思考什么对你有意义，以及打算怎样去充分地好好生活。

**步骤 3. 评估睡眠习惯**

人们抱怨精力不足的一个最明显的原因是没有得到足够或合适的睡眠。如果您对以下任何问题做出肯定回答，需要咨询医生是否有睡眠障碍。

1. 你入睡有困难吗？
2. 你保持睡眠状态有困难吗？

3. 你打鼾吗？

4. 你反复做噩梦吗？

5. 白天或晚上有呼吸困难吗？

6. 你有睡眠不安吗？

7. 你早上醒来还感觉疲倦吗？

睡眠问题可能是由脊髓灰质炎有关的呼吸问题引起的，或者由各种其他疾病，例如抑郁、焦虑或睡眠呼吸暂停导致。有时，睡眠习惯可以通过简单改变生活方式来改善，例如避免在白天晚些时候摄入咖啡因。酒精虽然是镇静剂，但可能促成疲劳和低效的睡眠习惯。

### 步骤 4. 考虑减肥

这是一个困难的步骤，没有简单的处方。第 15 章专门讨论营养和体重管理，但事实是不同的事物对不同的人起作用。脊髓灰质炎后遗症患者的运动能力有限，减肥有时需要付出极为艰巨的努力。很遗憾，底线是多余的体重会不断消耗你身体的能量资源。如果你想知道消耗的程度，尝试这个练习。计算一下你现在的体重增加了多少磅（1 磅 ≈ 0.45kg），然后取重量大致相同的家庭用品，并尝试携带一整天。很有可能几分钟后你就会意识到，这一整天需要付出非同寻常的努力。也许这个练习会给你减肥提供动力。多余的体重意味着做你喜欢的事情的能量减少；大量多余的体重意味着做你喜欢的事情的能量更少。

### 步骤 5. 变得有条理

混乱无序极大浪费了宝贵的能量。整理实体空间以及安排白天活动所花费的时间对于保存能量至关重要。摆脱杂乱从实体空间开始。如果一件物品在过去一年中没用过，可以考虑将其送给他人或丢弃。整洁的居家和办公室环境可以让人更方便地拿取必需品。同样重要的是清理后要将剩下物品整理得井井有条。

接下来要通过提前规划来安排每一天。可以按地理位置把外出事务分组，为杂货店、购物中心或任何你需要去的地方列出清单；接受杂货店、干洗店和药房等的送货服务；还可以使用电话购物；而互联网提供了在家里购物的好机会。认真地按照优先顺序写下需要做的事情，可以只选择那些必要或特别愉快的事情。还可以考虑其他的方法来完成这些事情（也许可以请朋友帮忙或者通过电话订购）。虽然变得更有条理开始确实需要一些能量投入，但对长期的能量成本节省非常有价值！

凯·米勒（Kay Miller）是一位 60 岁的延髓型脊髓灰质炎后遗症患者，她承认自己的生活完全杂乱无章。她讨厌列清单，认为有条理的工作比清单更有价值。凯有一天告诉我，朋友们给她的绰号是"凯混乱"，因为她的生活是如此的杂乱无序。当我最终说服她做一些微小的改变来使其日常活动更有条理时，她惊讶地发现自己一天下来精力如此充沛。

### 步骤 6. 简化

简化日常工作和家务可以增加一天的时间，显著节省能量成本。不是只有脊髓灰质炎患者需要努力使生活更简单，绝大多数流行杂志常常包含节省时间和保存能量的技巧，甚至天才也在寻找保存能量的方法。根据哈佛大学物理学教授杰拉尔德·霍尔顿（Gerald Holton）的说法，众所周知，阿尔伯特·爱因斯坦（Albert Einstein）在物理学和个人生活方法上

是 "极度节俭的"。爱因斯坦简化生活的许多方式之一是拥有几套相同的衣服。这样,他从来不必停下来去考虑每天穿什么。

爱因斯坦是一个聪明古怪的人,不是每个人都会信奉他的能量保存理念。然而,许多简单方法可以使日常生活简化,以节省能量。例如,为第二天晚上准备足够的晚餐;选择一个简单的衣橱,没有不必要的配件,如纽扣或卡扣;每隔一天或三天刮一次胡子;把信件和报纸送到门口,而不是留在街上;通过电话、传真或电脑订购食品,然后送货上门。本章附录内容中提供了更完整的保存能量的方法。

### 步骤 7. 与家人和朋友沟通

对于有脊髓灰质炎病史的人来说,寻求帮助或让家人和朋友知道情况变得越来越困难,通常是不容易的。脊髓灰质炎后遗症患者习惯了独立和不抱怨,有时他们发现很难表达可能感到脆弱的想法。但家人和朋友是我们重要的支持者,他们需要了解发生了什么,以便能够继续支持我们。坦率的谈话是一个合理的开始,要让其他人知道发生了什么以及他们如何提供帮助,然后在需要时请他们帮助!

真正支持你的家人或朋友会很高兴听到他们能够提供帮助。此外,不诚实的沟通可能会导致误解。伴侣可能会感到越来越多的负担,要做比他 / 她分担的家务活更多的事情,或者害怕看到所爱的人挣扎着维持现状。帮助伴侣理解正在发生的变化会让他安心。如果一名脊髓灰质炎后遗症患者解释了正在发生的事情以及为什么保存能量很重要,那么朋友和家人很可能会理解并支持他。

### 步骤 8. 计划休息时间

定期休息与计划休息时间不同,每天安排休息时间是恢复精力的必要条件。患者可能完全错过事先未安排的休息时间，或直到筋疲力尽都没有安排休息时间。许多人这样描述他们的疲劳："我只是碰了壁"，或者"天黑了，我不能再工作了"。白天安排休息时间有助于患者避免到达疲劳使其变得完全失能的地步。记住，计划休息时间并不一定意味着小睡，这在许多情况下是不可行的。例如，玛丽·约翰逊（Mary Johnson）让自己在教师休息室里躺下，读 20 分钟的书，每天两次。这是她计划的休息时间，同时也是老师们休息的时间。玛丽发现，分段休息以及看书或者只是在沙发上休息使其更加轻松，而不是茶歇，也不是与同事闲聊。其他恢复精力的方法包括练习深呼吸、瑜伽和听古典音乐（其他例子见表 14.2）。

**表 14.2　不睡觉时的放松方式**

听音乐

听轻松的音乐带

看电视

阅读书籍或杂志

冥想或祈祷

坐下来、通过电话或亲自与某人交谈

进行深呼吸和放松练习

在电脑上或与朋友玩游戏

坐在最喜欢的椅子上享用热饮（最好没有咖啡因和酒精）

躺下、花时间深思

开车去风景优美的地方

注：这不是完整的列表，而是建议要在白天安排休息

　　患者也可以通过休假以更精细的方式安排休息时间。患者经常问我，如果他们工作时间减少是否会使其有更有精力。我的标准建议是，让患者自己弄清楚，如何利用休假时间，体

验减少工作时间。如果你认为在家或在工作中太辛苦,然后休假或减少日程安排,看看这些是否有帮助。如果有帮助,你就有了答案。

### 步骤 9. 关注天气预报

恶劣天气对任何人的能量水平都会造成伤害。任何一种极端的气压都会使人精疲力尽、难于负担。显然没有任何人可以改变天气,但要意识到天气预报有助于保存能量。在酷暑、高湿度、下雨或下雪的时候,只做最基本的事情。当天气好转时,推迟的差事和家务就可以更容易地完成。

另一个避免在恶劣天气下消耗能量的原因是,这是人们容易跌倒和受伤的时候。跌倒在寒冷天气、地面湿滑时特别容易发生。热天可以使人精疲力竭,能量水平(体力)非常低。热天的疲劳还可以导致肌肉的过度使用和跌倒。

但是在非常炎热或寒冷的日子里,只待在室内还不够,室内温度必须保持舒适。节省取暖费或空调费往往会对身体造成损害。你真正能节省的钱可能没有比在不舒服的室内环境中保持体温而浪费的能量那样有价值。

### 步骤 10. 识别抑郁和孤立的征象

通常,具有持续医疗问题的人会感到受挫、孤立、甚至沮丧。虽然这是一种自然反应,但识别在任何慢性疾病中的抑郁症状都至关重要,特别是对于脊髓灰质炎后综合征。抑郁引起的疲劳可能与脊髓灰质炎后综合征引起的疲劳相混淆。许多脊髓灰质炎后遗症患者已经了解令人懊恼的,他们所经历的忧愁、疼痛和疲劳是由他们没有意识到的慢性抑郁症引起的。无论多么敏感,很少有人诊断出自己的抑郁症。

由于抑郁症是可治疗、并且常常是可治愈的(特别是类似于脊髓灰质炎后综合征这样,由于健康状况改变而发生的情境性抑郁),因此,医生同时诊断和治疗脊髓灰质炎后综合征和其引发的抑郁症至关重要,单独治疗很少有效。许多患者认为,寻求帮助治疗抑郁症是软弱的表现,或者它只是身体"让他们失望"的另一种方式。这就成了一个恶性循环:"如果我能做得更好更多,我就不会感到悲伤。"相反,"如果我不感到悲伤,我会有更多的精力去做更多的事情。

唐·戈登堡(Don Goldenberg)是一位风湿病学家,他成年后的大部分生活都在与慢性疾病战斗。在他的《慢性病和不确定性》书中,他描述了他如何避免坐在精神病医生办公室的候诊室里,而是躲在车里直到他的预约时间。在一篇关于抑郁症及其与慢性病的关系的真诚而辛酸的章节中,他讨论了自己的经历及其对健康的影响。"医学方面富有经验的人都知道,尽管自己对抑郁症和精神病学的看法开明,许多人都不会理解。我们的社会仍然不能接受情绪紊乱的'合理性',这迫使患者感到尴尬。这就常常导致他们否认抑郁症,并排斥可能有帮助的治疗。他们必须承受自尊的丧失和抑郁。他们像我一样感到虚弱或不适,并为'把这件事推到自己头上'而感到内疚。我现在相信,反复出现的疲劳是由长期的抑郁和焦虑引起的,或者至少由于未被发现而加重。"[3]

调整节奏和保存能量旨在使脊髓灰质炎后遗症患者能够提高其生活质量。极端情况下(也就是说,无论活动如何,始终要节约体力)可能是非常孤立的。人们感觉越孤僻,就会越抑郁,反之亦然。因此,为了提高生活质量的目标,应该适度利用保存能量的技术。另一方面,患者未使用调整节奏和保存能量的技术也可能导致孤立和抑郁,因为个人感到更累、更少参与带来快乐的活动。在活动和休息之间保持适当平衡至关重要。

不管使用什么能量技术，感到悲伤、焦虑或抑郁的人也可能感到疲劳。疲劳可能是由于夜间睡眠困难，或者是疾病如抑郁症或焦虑症的症状（表 14.3 和 14.4 描述了与这些疾病相关的症状）。任何可能提示抑郁、焦虑等情绪障碍的症状都应该与医生进行讨论。有经验的治疗医生通常可以确定哪些症状可能与以前的脊髓灰质炎相关，哪些是其他的诊断。医生一旦确定症状的原因，可以给予适当治疗，并推荐其他可能有帮助的医疗保健从业人员。

**表 14.3 抑郁症的症状**

对日常活动和消遣失去兴趣

感到易怒

经常哭

不开心

感到绝望

食欲不振或明显体重减轻

食欲增加或显著体重增加

睡得不好

睡眠过多

感觉激动或不安

感觉疲劳（特别是在早晨，反而通常休息一晚就能精力充沛）

难以集中

做决定有困难

感到自责

感觉过分内疚

感觉没有价值

有反复的死亡或自杀想法

表 14.4　焦虑症状

| | |
|---|---|
| 感觉紧张或神经质 | 有胃痛 |
| 感觉抖动或跳动 | 感觉头晕 |
| 放松困难 | 睡眠困难 |
| 感觉疲劳 | 感觉边缘化 |
| 有肌肉疼痛 | 没有理由的感到害怕 |
| 感到不安 | 预感厄运来临 |
| 感到担忧 | 感觉气短 |
| 感觉恐惧或预感不幸 | 经历窒息或窒息感觉 |
| 感到出汗或手湿冷 | 接近昏厥 |
| 感到心悸或心跳加速 | 颤抖或晃动 |

保存能量和调整节奏是患有脊髓灰质炎优雅衰老的关键。回想加拉格尔的类比,保存能量和调整节奏的目标不是吝惜一个人的能量,而是明智地分配精力以提高生活质量。

## 二、附录

### 调整节奏和保存能量技术

#### (一)一般情况

了解如何设置优先级的任务并删除不必要的任务。

提前计划,避免紧要关头的变化和忙碌。

计划活动以避免不必要的步行和爬楼梯。

需要时请求帮助。

#### (二)居家

1. 一般事务

请邮局和报纸递送人员在门口放下这些物品。

创建文件管理中心支付账单、安排优惠券等。

在位置方便的公告牌上张贴重要日期、食品送货服务菜单和电话号码。

使用商业组织者去节省空间和优化组织结构。

2. 淋浴

（使用防滑长椅或淋浴椅）坐在浴缸或浴室中。

将所有沐浴用品放在方便够到的架子上。

使用含有护发素的洗发水能节省一个步骤。

3. 着装

坐着穿衣服。

选择纽扣、按扣或钩子少的简单衣服。

购买耐穿而轻便的鞋。

穿有鞋带、带扣的简单的鞋。

使用长柄鞋拔坐着穿鞋。

4. 梳洗

坐着梳洗。

按照想使用的顺序布置整理物品和化妆品。

使用电动牙刷。

使用多用途产品来减少步骤（例如有防晒功能的保湿霜）。

使用悬吊的吹风机，而不是手持吹风机。

5. 杂货店购物

通过电话、传真或电脑订购杂货及送货。

经常使用购物清单，并设置常用购物清单，以避免每次都重新列表。

要求将易腐食品分开装袋，这样所有的食品杂货就不用马上收拾。

使用轮式推车将不能运送到家里的杂货送回。

购买较小的纸箱和包装，以避免提重物（例如，购买一夸脱或半加仑的牛奶,而不是一加仑)。

请朋友或邻居去购物时候帮忙带回额外的物品。

在熟悉的商店购物,很容易找到货物摆放位置。

检查超市目录,避免寻找冷门的货物。

6. 烹饪

坐着准备饭菜。

最常使用的物品放在容易够到的地方。

提起物品之前,向身边滑动或滚动重物。

为第二天准备额外食物。

尽可能使用半成品和混合物。

将最常用的冷藏品放置在一个常用的水平,避免伸手够和弯腰。

穿着带口袋的围裙,以便更容易携带东西。

使用轮式推车将需要的物品从冰箱运送到炉子或桌子处。

使用容易清理的纸盘、餐巾和塑料餐具。

使用宽柄的炊具(需要较少的力量去抓)来切蔬菜,等等。

使用电动搅拌器进行食物混合和切碎。

使用电动开罐器。

使用开罐器。

使用桌式面包烤箱、电锅或煮锅,而不是使用传统的烤箱以避免大量取物和弯腰动作。

沿着煎锅铺上铝箔,用完丢弃,以避免清理杂物。

使用炉子上的前燃烧器,以避免过度伸展动作。

使用计时器,以避免站立和坐下检查食物是否做好。

先浸泡盘子,以避免过多擦洗。

让盘子晾干。

如果可能,请使用洗碗机。

7. 清洁

如果可能,雇人定期清理居家卫生。

为了避免小装饰物品周围的灰尘,居家装饰简单。

使用长柄除尘器。

使用长柄簸箕,以避免扫地时弯腰。

使用橡胶拖把或长柄海绵擦拭淋浴器或浴缸。

使用轮式推车扔垃圾。

避免购买经济型清洁产品,尺寸更小便于管理。

使用自动推进式真空吸尘器。

8. 洗衣

购买免烫衣服,以避免不必要的熨烫。

使用上门干洗服务。

避免提起洗涤剂或漂白剂盒子,使用杯或量器来分配所需。

使用多用途洗衣产品,如带有漂白剂的洗涤剂。

每次洗少量衣服,以避免过多提和搬的动作。

如果你住独栋,请使用轮式推车或带脚轮的篮子。

所有熨烫都使用高品质、轻便的旅行熨斗。

不要熨烫床单、毛巾、睡衣等物品。

手洗时使用橡胶撅子,以防手指和手过度使用。

使用精致的循环和特殊洗涤剂,尽可能让洗衣机模仿手洗动作。

坐下来熨烫,也可以在厨房的桌子上铺上毛巾熨烫。

在洗衣区放置桌子,可以从顶部装载的洗衣机或烘干机中装入和取出衣服。

9. 庭院劳动

保持庭院简单,避免过多园艺工作。

请求朋友帮忙或雇人修剪草坪和树篱。

请求朋友帮忙或雇人修整车道,在冬天铲道上的冰雪。

（三）办公室

座椅靠背坚实、椅子有手臂支撑。

通过使用翻拍架或文件夹,将纸张和文件保持在眼睛水平,避免拿着。

考虑使用计算机跟踪球而不是鼠标。

在办公桌上进行书写或键盘操作时,确保手臂有支持（可购买特制前臂支撑休息器）。

安排好办公桌,以避免过度起身够取物品。

考虑为计算机安装语音激活软件,而不是键盘录入。

（四）休闲

使用书架或翻拍架阅读书籍、杂志和其他文件。

使用扬声器电话或电话耳机避免手握电话听筒。

使用遥控器变换电视频道或收音机电台。

避免低座椅。

（五）外出办事

考虑汽车使用左脚油门踏板或手控装置。

长距离驾驶时使用巡航控制。

使用自动车库门。

获得残疾人牌照或标语牌,并使用为残疾人指定的停车位。

只在有人推动时使用手动轮椅。

使用电动代步车或电动轮椅,特别是在商场、机场、游乐园等。

腰部使用附加包,用于携带个人物品。

如果需要携带钱包或公文包,尽可能轻便并使用肩带。

兼顾所有差事,以避免额外出行。

使用车载电话,并提前查看订单是否准备好;询问是否有人可以把它带到车上。

提前预约,以限制必须等待的时间量。

提前打电话,查看你要去的地方是否易于进入(例如有楼梯吗?)。

当朋友和家人去邮局时,请他们邮寄包裹或帮忙办事。

安排约会避免在清早或午饭后的第一件事,避免等待。

请医生办公室的人给药房打电话取药。

**(六)旅行**

长途旅行时,请使用标准装箱清单。

只打点小包必需品。

使用带轮的行李箱,并尽可能安排搬运工。

如果航班取消,使用机场付费电话安排新航班,而不是站在柜台排长队。

（张爱民　王雅哲　译）

# 第 15 章

# 营养和体重

尝试写一个章节来解决营养和体重的问题,同时提供保持苗条和健康的方法,这是一个失败的设想。没有章节(甚至书籍)可以揭示适当的营养和理想体重管理的秘诀,部分原因是随着医学对食物如何影响健康和疾病的了解越来越多,饮食建议经常发生变化。更重要的是,每个人通常需要比一般情况更具体的建议,以便能考虑他们的健康史、饮食偏好、运动限制、体重波动和目标体重。

然而,饮食、营养和体重是重要的话题,因此我在书中不能忽略它们。我希望本章至少能帮助脊髓灰质炎后遗症患者了解这些话题可有助于健康和福祉,也可在某些情况下导致进一步残疾甚至死亡。

## 一、体重及其与疾病和残疾的关系

每个人都需要考虑身体脂肪增加的影响,特别是在身体中部,但不仅限于此。肥胖与许多严重疾病有关,并且增加死亡的风险。肥胖增加了高血压(导致卒中)、心脏病、糖尿病、甚至某些癌症发生的风险。超重也可能导致骨关节炎,伴有疼痛和移动能力降低。肥胖还可以影响呼吸功能,并极其加重脊髓灰质炎后遗症患者的呼吸困难。不管他们有多重,不幸的是,与体重问题相关的社会歧视可能导致个体在心理上受到伤害。

对于脊髓灰质炎后遗症患者而言,即使体重仅仅增加一点也需要消耗能量和肌肉力量,可能使其移动越来越困难,在某些情况下会造成进一步无力。超重也可以影响个体平衡功能并导致跌倒,造成严重的伤害和残疾。在感到疲劳的脊髓灰质炎后遗症患者中,多余的体重负担可能使症状进一步恶化。

为了确定多余的体重会对平衡、移动能力、疲劳或疼痛水平产生多大影响,可以尝试以下练习。想想你需要减掉多少体重才能达到理想体重(请记住,脊髓灰质炎后遗症患者不能总是使用标准化图表作为他们的标准,因为肌肉麻痹和萎缩会降低整体体重)。把这个数字设想为你在商店购买的一块牛肉。你一整天都带着这块牛肉需要多少力气?在一天结束时把它放下,是否感觉是一种解脱?是否感觉疼痛减轻?疲劳减少?你移动起来是否更容易?

当我劝告脊髓灰质炎后遗症患者减肥的时候,我试着让他们想象摆脱多余体重可以使他们更加灵活和精力充沛。因为减肥是困难的,可能需要相当长的时间,我鼓励他们想象哪怕减掉一点体重会是什么感觉。对于一个正在以最大能力工作的身体来说,哪怕减少很小的负荷都会是一种巨大的解脱。

虽然大多数脊髓灰质炎后遗症患者都在与超重做斗争,但实际上有些患者体重不足。这也可能导致许多问题,包括营养不良、虚弱、骨质流失、精神不振。无论是超重还是体重不足,寻求专业指导非常重要,特别是脊髓灰质炎后遗症患者面临着进一步严重残疾的风险。

体重管理的方法可以包括实验检查，以排除可导致体重增加或减少的疾病。你的个人医生可能会选择向你引荐另一位医生或医疗保健专业人员。在我的诊疗中，我与一位营养学家密切合作，他了解脊髓灰质炎后遗症患者的运动限制，我们一起建议患者如何逐渐进行饮食改变，这将帮助他们随着年龄增长更好地管理自己的体重。

## 二、饮食和营养对身体健康的影响

无论体重是多少，健康、均衡的饮食是维持身体健康和福祉的关键。详细叙述均衡饮食虽然超出了本书范围，这可以在任何好的饮食和营养书中找到，并且对于脊髓灰质炎后遗症患者来说很重要。以下是几个常规的建议：

1. 食用小份低脂、含有足够蛋白质和其他营养成分的食物。

2. 在上午和下午吃些健康的零食来保持精力充沛。

3. 避免晚餐后进食。

4. 除非有医生的建议，应避免服用过多维生素和其他营养补充剂。

5. 避免任何形式的烟草。

6. 尽可能限制酒精摄入。酒精会增加不必要的热量、增加疲劳症状、降低平衡能力，并且饮酒过量会导致一些严重疾病。

7. 在开始减肥或增重计划之前，要向你的医生咨询营养不足的问题。

体重管理和适当的营养是必要的，以便伴随着脊髓灰质炎优雅地变老。遗憾的是，在优化体重和营养状况方面没有"神药"能免去用心工作的需要。许多脊髓灰质炎后遗症患者有即使通过积极运动也无法控制体重的负担。然而,随着年龄的增长,保持身体苗条和营养饮食无疑将有助于防止脊髓灰质炎后遗症患者进一步的残疾。

（刘利军　王雅哲　译）

# 第 16 章

# 防止跌倒和进一步残疾

对于有瘫痪性脊髓灰质炎病史的人来说,跌倒是最可能致残的单个事件。在一般人群中,跌倒和继发残疾的统计数字是惊人的。跌倒事故是 65 岁以上年龄人群中导致死亡的第六大主要原因,并且占这些死亡人数的 2/3[1]。大约 30% 的 65 岁以上和 50% 的 80 岁以上的独立生活的人每年将至少经历一次跌倒[2]。美国每年髋关节骨折的数量是 25 万。对于遭受髋部骨折的患者,第二年的死亡率在 15%~20% 之间[3]。此外,反复跌倒的人极有可能进入养老院。个体对独处时跌倒的恐惧可能导致身体活动减少,并对生活质量产生负面影响[4]。

由于若干原因,脊髓灰质炎后遗症患者比一般人遭受跌倒和严重损伤的风险更大。首先,许多人在生活中时常跌倒,并认为自己是"跌倒的艺术家"。也许是因为过去的跌倒没有造成伤害,或者没有意识到大多数跌倒可以预防,一些脊髓灰质炎后遗症患者认为跌倒是生活的一部分。第二,随着年龄增长,患者可能会越来越无力,并且平衡、协调越来越困难。因为这些问题,许多患者开始使用辅助器具(如手杖、拐杖、助行器),而没有进行任何正规训练。装置可能太大或太小、使用不正确或甚至可能不是理想的解决方案。第三,许多脊髓灰质炎后遗症患者还有其他医疗问题,未经治疗可能导致进一步残疾和跌倒的发生。例如,肩袖肌腱炎造成转移更困难,并且使用辅助器具行走时更不稳定。这种损伤是可治疗的,且可能治愈,应该由医生解决。第四,由于最初脊髓灰质炎导致的瘫痪,完全或部分麻痹肌肉包绕的骨骼几乎总是比未受累及的骨骼更脆弱,这称为骨质减少或骨质疏松,当发生跌倒时极易发生骨折。在某些情况下,骨骼太脆弱以至于其首先断裂然后发生跌倒。第五,患者上肢无力,缺乏在失去平衡时有效保护自己的能力。结果基本上常是未受保护的跌倒,这对身体是很大的打击。最后,脊髓灰质炎后遗症患者容易受到所有与一般人群相同跌倒危险因素的影响。由于所有这些原因,脊髓灰质炎后遗症患者跌倒和遭受严重伤害的风险极大增加,应该尽量减少跌倒的次数。

## 一、跌倒的预防

绝大多数(超过 80%)的跌倒是可预防事件。虽然有时个人会不可避免地摔倒,但这并不是大多数情况下都会发生的。事实上,研究跌倒的专家很少将跌倒归为意外,更确切地说是称之为可预防的事件。为了了解如何防止跌倒,有必要首先了解它们如何发生。

所有跌倒都有内在或外在的危险因素(表 16.1)[5]。内在因素是影响身体功能的因素。由于内在原因导致跌倒的危险因素包括平衡感差、无力、药物作用以及视力或听力差。外在因素与环境相关,包括行走表面不平整、恶劣的天气条件以及使用的支具沉重或破损。

表 16.1　跌倒的内在和外在危险因素

| 内在危险因素 | 外在危险因素 |
|---|---|
| 视力差 | 照明差 |
| 听力差 | 浴缸或淋浴地板很滑 |
| 血压异常 | 浴室缺乏扶手 |
| 贫血 | 地板表面不平或光滑 |
| 心律不齐 | 杂乱的东西 |
| 药物影响 | 易摔的地毯 |
| 平衡感差 | 凸起的门框 |
| 足部问题 | 外露的延长线 |
| 无力 | 楼梯没有安全栏杆 |
| 不灵活 | 家具太低或太高 |
| 疼痛 | 扶着家具移动 |
| 感染（特别是引起发热的感染） | 家具没有坚固的扶手支撑 |
| 心理障碍（如抑郁、悲伤） | 架子太低或太高 |
| 疲劳 | 不适当的鞋袜 |
| 眩晕 | 老旧、沉重或破损的支具 |
| 尿频（特别是夜间） | 不适当的辅助器具（如手杖、拐杖、步行器） |
| | 恶劣的天气条件 |
| | 地方拥挤，增加了碰撞或推挤的可能性 |

内在因素和外在因素可以同时发挥作用。研究表明可导致损伤的跌倒多达 35% 发生在居家熟悉的环境中[6]。显而易见的原因是，家是人们度过大部分时间的地方，但人们在熟悉的环境中可能不那么小心，也可能有其他原因。随着年龄的增长，个人可能更难以清洁和维护自己的房屋。危险可能积聚，例如浴缸或淋浴地板上的肥皂泡沫、地板上不留意的物品、由于烧坏的灯泡造成照明差等。相反的情况也是如此，地板过度清洁和打蜡可能会使其潮湿和光滑，更可能使人跌

倒。宠物也会造成威胁,因为它们可能在脚下急跑或安静地躺在地板上。许多人忽视家里小的绊倒、滑倒,没有意识到这些可能导致跌倒和严重损伤。研究指出,绊倒、滑倒是跌倒的最常见原因,发生率接近 60%[7]。这些绊倒、滑倒大多数由外部因素造成,并且可以通过使家庭环境更安全而避免。

　　内在因素也与家中发生的跌倒次数有关。家里通常是人们服药的地方,这些可能会对警觉性和平衡功能产生影响。人们也常常在家中沉迷于酒精饮料,即使一两杯酒也会影响平衡功能和警觉性!人们在家里更可能放松警惕,例如把眼镜放在桌子上,导致移动时视力差;或者将手杖放在桌子旁边没有使用(这有双重危险,因为他们在一个可能会绊倒的地方离开了手杖)。

　　在夜间起床去浴室也是危险的。这时他们还有点昏昏入睡,在黑暗中快速起来和走动时更容易跌倒。是否要麻烦地穿上笨重鞋子和支具使这种夜间情况进一步复杂化。

　　然而,家里并不是唯一发生跌倒的地方。社区或陌生环境中也有潜在威胁。当然,跌倒更容易发生在地面冰冷、湿滑的恶劣天气里。如果无障碍环境不理想,跌倒也可能发生。例如不能使用电梯时,爬几阶楼梯之后可能过度疲劳而导致跌倒[8]。或者,如果自行上下楼梯又没有栏杆,可能绊倒或跌倒。外出到社区中不可避免地会涉及一些危险。避免过度疲劳以及离家外出时跌倒,提前计划并在一段时间后停下休息至关重要。

## 二、跌倒引起的损伤

　　跌倒可以引发许多类型的损伤,有些很轻微,而其他可能威胁生命或导致永久性残疾(表 16.2)[9]。大多数跌倒没有伤害或只导致轻微软组织损伤,例如瘀伤和擦伤;更严重的损伤包括脊柱和四肢骨折。跌倒最严重的后果之一是内出血,这可能发生在跌倒导致的头部撞击和对大脑周围小血管造成伤害时。这通常被称为硬脑膜下血肿,这类创伤可导致严重的脑损伤或死亡。

**表 16.2　跌倒引发的常见损伤**

软组织(如擦伤、挫伤)

骨折(髋部、前臂和脊椎最常见)

头部损伤(脑震荡和颅内出血最常见)

撕裂伤(常常需要缝合)

肌肉、韧带和肌腱损伤(如颈扭伤、踝扭伤)

关节和软骨损伤(如膝关节软骨或半月板的撕裂)

　　另一个众所周知的现象是一个人跌倒后害怕再次跌倒。这种恐惧可能是心理上的残疾,可以引起社会隔离,甚至导致抑郁症。虽然对跌倒的恐惧本身并不是一种伤害,但它可能是跌倒最严重的后果。由于各种原因,患者与年龄相似的无脊髓灰质炎个体比较,多次跌倒和遭受严重损伤的风险更高。

　　瘫痪患者由于缺乏肌肉收缩使骨骼更脆弱,而肌肉收缩能保持骨骼强壮而坚固。脊髓灰质炎病史结合正常衰老常常导致骨骼特别脆弱,可能容易断裂,有时甚至没有任何创伤就出现骨折!导致脊髓灰质炎后遗症患者骨折的常见原因就是跌倒。如何保持骨骼健康的话题非常重要,第 17 章将对骨质疏松症进行讨论。

### 三、关于跌倒的讹传

　　关于跌倒有许多讹传,一旦被相信并延续下去,可能导致更多跌倒甚至残疾。消除这些讹传对于防止严重伤害至关重要。

**讹传 1. 跌倒偶然发生，因此不能预测或预防**

这绝对是错误的。大多数跌倒完全可以预测，并且可以通过适当注意内在和外在的危险因素来预防。

约翰·梅隆（John Melon）是一位45岁的非常成功的商人，拥有和管理几个城镇的多家餐馆。约翰4岁时患脊髓灰质炎，其右腿随后进行了多次手术，并且能够在没有任何支具或辅助器具的情况下行走。他第一次来门诊时只是想寻找治疗脊髓灰质炎的专家。约翰否认有脊髓灰质炎后综合征的任何症状，然而，当被问及跌倒时，他说每个月都会跌倒几次。一开始，他对我坚持不懈地追踪跌倒问题感到惊讶。对约翰来说，跌倒是一种生活方式。更令人不安的是，在第二次随访时，约翰和他的妻子讨论了他摔倒的频率后，他说他低估了摔倒的频率，并透露实际上每周摔倒几次！经过大量的心理咨询后，约翰同意，他遭受严重的伤害并导致他进一步的残疾只是时间问题（他已经一瘸一拐了，而且他的平衡感不好）。约翰最初拒绝任何类型的支具，随后他不情愿地同意尝试一种光滑、轻便的踝足矫形器。这种矫形器被染成黑色，使其不那么引人注目。约翰在几次拜访物理治疗师的过程中，学会了如何使用新支具行走，以及如何改变他的家庭和工作环境，以降低跌倒风险。约翰每年都进行随诊，三年后，他说从最初看医生起就没有再跌倒。

上面的案例说明了几点。首先，仅仅让越来越多的人意识到跌倒的危险性就能阻止跌倒。第二，医学专家对支具需求的评价很重要。第三，在正规的物理治疗环境中，步态和平衡协调的训练非常有益。第四，对家庭和办公环境的评估是理想的。最后,不应该认为跌倒是偶然的,而应该是可预测和预防的。

### 讹传 2. 偶尔跌倒是预料之中和可以接受的

跌倒在任何情况下都不能被接受。理论上不是每次跌倒都可以预防,但应该尝试预防所有的跌倒。即使一个人只跌倒一次,他也可能会承受严重的、危及生命的损伤。

玛丽·弗朗西斯(Mary Frances)是波士顿的一名修女,2 岁时患脊髓灰质炎。她在修道院里的工作是照料那些年迈的修女,并在需要时送她们就医。她因为有腿部疼痛和新发无力来就诊。我最初对玛丽修女进行评估时,她说偶尔跌倒,虽然这经常使她尴尬(特别是不得不需要牧师帮助时),但她接受了这样的跌倒是她生活的一部分。当我让她讲述她在这些"偶尔"摔倒中所受到的伤害时,她讲了很多,而且各种各样。玛丽修女还讲述了其他损伤,包括手臂骨折、手腕骨折以及多发肋骨骨折。这些都是分开发生的,她在许多其他情况下也有擦伤、撕裂和瘀伤。尽管多次受伤,但她从来没有使用支具或辅助器具。她在我们诊所接受治疗时,开始在社区中使用手杖,但拒绝在家使用,她也不愿意考虑任何类型的支具。玛丽修女很乐意接受治疗,然而尽管我们的关系融洽,而且我建议她不要这样做,她还是坚持认为偶尔跌倒是不可避免的,因此是可以接受的。尽管经过治疗师的不懈努力加上我的干预,但我确信玛丽修女仍然认为这是真的。

### 讹传 3. 绊倒没关系

许多脊髓灰质炎后遗症患者有足下垂,这会导致他们走路蹒跚绊倒。绊倒距离跌倒只有一步之遥,绝对不是没关系。

即使不发生跌倒,绊倒时失去平衡也会受伤,如脚踝扭伤。患者绊倒后会有一个新的(尽管是暂时的)残疾,反过来增加了绊倒和跌倒的可能性。

**讹传 4. 跌倒后没有必要看医生**

一个人跌倒后应该咨询医生,其中有几个原因。首先,最重要的是可能有严重损伤而未被诊断和适当干预。有些骨折没有 X 线检查很难发现。此外,有时没有正规体格检查或其他如 CT 扫描、MRI 等检查,不能检测到内出血。典型的例子是硬脑膜下血肿,头部受到撞击后,大脑细小静脉破裂所致的血肿。受伤的人最初可能感觉良好,然后会出现比最初怀疑的问题更严重的症状。这些症状可能包括(但不限于)平衡困难、尿失禁、说话困难、视力模糊。

跌倒后需要进行检查的另一个理由是要评估导致跌倒的原因。跌倒有时是潜在疾病的第一个征象。未确诊的感染常常可以导致某些人跌倒,特别是他们的力量和平衡状态不佳的情况下。

**讹传 5. 大多数跌倒发生在恶劣天气**

许多人认为,如果他们生活在温暖的气候中,并避免在恶劣天气外出就不会跌倒。我们已经看到大多数跌倒都发生在熟悉的环境中,与天气不佳或爬梯子这类冒险行为无关。

**讹传 6. 如果我待在家里就不会跌倒**

如上所述,大多数跌倒发生在家里,所以待在房子里不是解决办法。此外,这种自我强加的隔离会导致抑郁症和生活质量降低。

## 四、防止跌倒

彻底防止跌倒是避免严重损伤的唯一方法(表 16.3)。

对许多脊髓灰质炎后遗症患者而言,这项任务似乎是不可能的,而应仔细考虑如何避免,这将能防止大多数跌倒。请考虑将以下步骤作为指南。

**表 16.3 防止跌到的提示**

每年进行全面体检
与医生讨论任何药物问题、新的损伤和新的症状,如疲劳、头晕或尿频
定期检查眼睛和耳朵
定期检查和更新支具和 / 或辅助器具
改造居家环境和工作场所使之更安全
定期外出,但在非常疲劳或天气条件有危险时要避免
按照医生的指示定期锻炼,以改善灵活性、力量、平衡性和协调性

### 步骤 1. 从医生检查开始

你需要进行视力和听力以及血压检查。检查当前所用的药物,并让医生知晓任何新的医疗问题[10]。出现任何疼痛的情况需要寻求治疗,这些可能会导致稳定性不如平时。常规实验室检查可发现如贫血的因素,其可引起头晕,随后失去平衡。讨论有关骨质疏松症的治疗,并确定是否可行。任何体重变化都应引起医生的警觉,因为它们可能会影响移动。诊查时也要检查鞋袜和支具,评估和修复支具或辅助器具的任何问题[11]。保持不断更新和维修轮椅和代步车,使之处于良好的状态。讨论目前的锻炼方案。记住,定期锻炼可以改善平衡性和协调性,从而有助于防止跌倒。

### 步骤 2. 查看居家(和工作)环境

许多保险公司可以支付物理治疗师或作业治疗师访问家庭或工作场所的费用,以解决安全和预防跌倒的问题。即使

你的医疗保险不包括这笔费用,这也可能是一个明智的投资。让治疗师来到居家或工作场所的好处是,他们会看到你如何移动。遵循表 16.4 中提供的清单进行检查很有帮助,但不能取代专家评估环境的机会。

**表 16.4 改造居家环境和工作场所以防止跌倒**

修理破裂或损坏的楼梯和通往大厅的过道

地板表面平整但不光滑,去除凸起的门槛和门框,更换易摔的地毯和杂乱东西(例如暴露的电线,杂志架)

(室内和室外)有坚固的楼梯,两侧有扶手,如果上下楼梯困难,请考虑乘坐楼梯电梯

坐在坚固的椅子上,扶手高度合适

淋浴或洗浴时坐在坚固的椅子上。在马桶和浴缸、淋浴周围安装扶手

使用浴室防滑垫

保持适当照明,但避免眩光

将所有电源插座和开关放在手臂长度处,以避免伸手和弯腰

晚上使用便桶或尿壶

保持所有家具稳固,但避免使用家具来帮助行走

将物品存放在可接触的水平,以避免伸手和弯腰

对于居家环境,你需要专注于成为一个极简主义者,并确保空间整洁。避免使用家具和其他物体来支撑身体,例如门把手和毛巾架。在你真正需要之前,就要积极主动地安装保护设施(主要是楼梯和浴室扶手)。让人修理破裂或损坏的楼梯、过道。更换凸起的门槛、门框和小块地毯。考虑安装电梯,而不要等到爬楼梯成为难以承受的负担。

**步骤 3. 避免跌倒的预防措施与维持良好生活质量之间的平衡**

不是要避免出游,而是要提前计划,保证休息以避免过度

疲劳。如果你的路线并不容易实现无障碍,考虑寻求帮助而不是接受它。综合考虑活动的自由和跌倒的风险,选择给定条件下的最适合方案。请记住,导致严重损伤的跌倒总是会影响独立性和降低生活质量。

## 五、如果跌倒了怎么办

不是每次跌倒都可以防止(预防跌倒是目的),值得花时间考虑如果发生跌倒该怎么办。理想情况下,有人会在附近帮助你或寻求帮助。请参阅图 16.1,了解在跌倒后如何站起和如何获得帮助的一些技巧。做好跌倒发生时附近没有人可以帮忙的准备。可以佩戴医疗警报装置,或携带便携式电话以寻求帮助。

如果因跌倒导致任何损伤,您应该与医生联系。请记住,没有医生开具的特殊成像检查,就不能看到某些损伤(例如硬脑膜下血肿或骨折)。最好的处理是,在你跌倒后让医生进

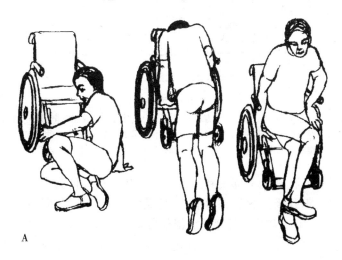

A

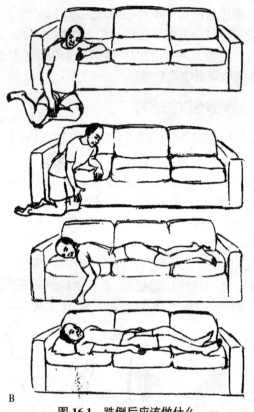

**图 16.1　跌倒后应该做什么**

A. 如果轮椅在附近,向轮椅前方靠近,使用前架、座位和 / 或靠背把身体推入轮椅。确保车轮是锁定的。同时转动以采取平衡坐姿。B. 如果床或沙发在旁边,把自己拉到表面上并俯卧。当你休息够时,翻身或抬高自己坐到位置上

行检查,特别是头部受到撞击时。如果最初你认为自己没有受伤,但几天后感觉到疼痛、身体某个部位出现了新的疼痛,请与医生联系并进行评估。损伤发生后立即治疗比在几周或几个月后治疗更容易且更有效。保持最佳的功能水平对于生

活质量至关重要,跌倒导致的轻微软组织损伤甚至也可以有显著改变功能。如有疑问,请致电联系医生。

脊髓灰质炎后遗症患者跌倒常常导致进一步残疾。我们已经了解到跌倒大多是可预防的。仔细回顾你自己滑倒、绊倒和跌倒的历史,然后看看促成这些事件的内在和外在因素,将有助于将来防止它们再次发生。尽管我们的意愿是好的,但没有人可以保证我们永远不会跌倒。所以你要有计划,以防万一跌倒。请记住,早期医疗常常是最大限度减少跌倒造成损伤或残疾的关键。

（王玉明　王雅哲　译）

# 第 17 章

# 保持骨骼健康强壮

强壮、健康的骨骼对于脊髓灰质炎患者优雅衰老和保持最高的功能水平至关重要。不幸的是,瘫痪性脊髓灰质炎后遗症患者受累的骨骼已遭受两次打击。第一个打击是瘫痪肌肉包围的骨骼常常不如功能正常肌肉包围的骨骼那么粗壮而结实。保持骨质的关键因素是强壮肌肉收缩和放松的能力(即不断用力拉伸和放松的过程)。第二个打击是患者并不总能积极地进行负重练习,这对保持和改善骨密度及强度起关键作用。患者即使能够进行积极的负重训练,但可能最终导致进一步无力。

为了避免任何类型的第三次打击,脊髓灰质炎后遗症患者有必要尽其所能,保持骨骼的最佳状态。幸好有很多方法可以帮助患者保护骨骼,避免骨折发生导致的疼痛和残疾。请记住,治疗任何疾病的首要步骤是将其作为需要解决的问题。

## 一、局限性骨质疏松症

局限性骨质疏松症可能不容易被发现,另一方面,骨折可以在没有预警或在微小创伤的情况下发生。

伊丽莎白·贝蒂·史密斯(Elizabeth Betty Smith)是一位

70 岁的脊髓灰质炎后遗症患者,一直过着健康的生活。初期脊髓灰质炎主要累及了其右臂,残留下一些无力。在一个美丽的春日,贝蒂和丈夫决定与其他气球爱好者在指导下进行一次气球旅行。奇妙旅程之后,气球砰然巨响,贝蒂被撞倒在身旁的女人身上。贝蒂虽然没有跌倒,但她的右手臂重重地撞到另一个女人身上,这使得她的手臂折断了。贝蒂说手臂骨折了,别人很震惊,因为落地力量并不特别大。但是由于贝蒂有脊髓灰质炎病史和右臂局限性骨质丢失,她很容易发生手臂骨折。

脊髓灰质炎后遗症患者要意识到某些肌肉麻痹的四肢骨骼可能很脆弱并且容易骨折。

脊髓灰质炎后遗症患者麻痹的肢体虽然有一些骨质丢失(称为骨质减少或骨质疏松),但他们不一定有影响整个骨骼的全身性骨质疏松症。在麻痹的肢体中,骨质丢失仅发生在肌肉麻痹的部位,本章将之称为局限性骨质疏松症。重要的是要了解局限性和全身性骨质疏松症之间的区别。任何瘫痪的人几乎都在瘫痪的部位有骨质丢失,然而全身性骨质疏松症与脊髓灰质炎的关系不大。可能与脊髓灰质炎病史有关的全身性骨质疏松症的唯一危险因素是久坐的生活方式。

脊髓灰质炎后遗症患者,特别是女性患者,可能既有全身性骨质疏松症,又有局限性骨质丢失。全身性骨质疏松症是一般人群中最常见的骨病,所有脊髓灰质炎后遗症患者应尽其所能防止全身性骨质疏松症发生,及其导致的进一步骨质流失。此外,不管一个人是否有局限性骨质丢失、全身性骨质丢失或两者兼有(脆弱的骨质易于骨折),最终结果本质上是相同的。

没有多少人可以从数十年前脊髓灰质炎瘫痪导致的局限性骨质丢失中恢复，因此本章其余部分将集中在两个方面：①预防脊髓灰质炎患者局限性骨质流失引起的骨折；②早期诊断和治疗脊髓灰质炎后遗症患者的全身性骨质疏松症，以防止骨折和进一步残疾。本文适用于脊髓灰质炎后遗症患者，无论他们是否有局限性骨质疏松症、全身性骨质疏松症或两者兼而有之。其中一些信息不适用于仅有局限性骨质疏松症的个体，这里将表述清楚以避免混淆。

## 二、全身性骨质疏松症

因为骨质疏松症经常在没有症状的情况下进展，因此被称为沉默的疾病。这种疾病如果变得严重，即使在很少或没有创伤的情况下，也可能发生骨折。所有种族和民族的男性和女性都面临骨质疏松的风险，然而绝经后白人妇女发病率最高（13%~18% 患有骨质疏松症，约 35% 有髋关节骨密度减少）[1]。接下来阅读本章时请记住，大多数研究都集中在具有全身性骨质疏松症的绝经后白人妇女，因此，统计数据可能有偏差。许多研究没有考虑残疾人、有色人种或男性。这种偏见众所周知，研究人员目前正在解决。

不幸的结果是，骨质疏松症已经几乎只与女性相关疾病有关。然而男人也有骨质疏松的重大风险[2]。这种疾病的主要后果是髋部骨折，可引起严重的疼痛、残疾、甚至死亡，男性占髋部骨折报告总数的三分之一[3]。此外，男性髋部骨折后发生的残疾和死亡率高于女性。因此，全身性骨质疏松症的早期诊断对于男性和女性来说都是至关重要的。

　　尽管在骨质疏松症研究中有明显缺陷,但统计数据令人印象深刻。据报道,在老年人口中骨质疏松症是一种达到流行比例的疾病。美国国家骨质疏松症基金会发表的《骨质疏松症预防和治疗医师指南》指出:目前,约有 1 000 万美国人患有骨质疏松症,另有 1 800 万人存在骨量减少,这使他们处于骨折的疼痛和乏力的风险之中——每年有 150 万人发生骨折,30 万为髋关节骨折,其中在一年内有 20% 导致死亡[4]。

　　骨折的风险(以及伴随疼痛和残疾)在严重骨量丢失的个体中更可能发生。骨折最常发生在髋部、手腕或前臂和脊柱(椎骨)。髋部骨折常常最严重,致残率最高。研究认为在一般人群中,15%~20% 髋部骨折的人将在 12 个月内死亡[5]。此外,50% 的髋部骨折患者在没有干预的情况下将无法行走,20% 的患者需要长期护理(如生活在养老院)[6]。虽然这些统计数字令人震惊,但请记住,由于健康状况很差,髋部骨折在体弱的老年人中更常见。

　　上肢骨折对脊髓灰质炎后遗症患者可能是高度致残的,患者常常严重依赖其手臂进行移动并独立完成日常任务。脊柱骨折可能造成疼痛,并导致脊柱侧弯和后凸。这类姿势可能对身体的某些器官,包括肺部造成压力。如果发生这种情况,患者可能出现呼吸困难。

　　脊髓灰质炎后遗症患者经常问我一个问题:医生,我的长期预后怎么样? 我的回答总是:脊髓灰质炎后综合征的症状往往是渐进性的,适当的治疗可以使其不被察觉。然而,如果脊髓灰质炎后遗症患者遭受骨折,残疾水平可能会立即发生显著变化。简单地认识到骨损伤可能导致显著残疾,是保护骨骼的第一步。表 17.1 给出了一些关于保持骨骼健康的一般指导原则。

**表 17.1 保持骨骼健康的建议**

均衡富含钙和维生素 D 的饮食

询问医生膳食补充剂是否有帮助

与医生咨询关于承重和肌肉加强练习的事情

避免烟草

限制酒精

适当的时候询问医生关于骨密度检查和药物治疗的事情

### （一）全身性骨质疏松症的预防

为了预防骨质疏松症，我们需要了解导致其发生的原因。全身性骨质疏松症与脊髓灰质炎后综合征一样，没有确定的独立原因，而是多种因素影响的结果。通常起作用的因素包括体重、年龄、运动、饮食和对疾病的遗传易感性。显然，一些人出生时带有骨质疏松症的易感基因是不可控制的，但是有许多因素是可改变的危险因素。表 17.2 列出了骨折的常见危险因素。在脊髓灰质炎后遗症患者中，最重要的可改变危险因素是改善移动性并降低跌倒的风险。第 18~20 章和第16 章详细讨论了这些话题。

**表 17.2 骨折的危险因素**

不可改变的危险因素

瘫痪性脊髓灰质炎病史

成年时已经有骨折

密切家庭成员（一级亲属）有骨折

白种人种族

高龄

女性

痴呆

健康状况不佳（身体虚弱）

续表

| 可改变的危险因素 |
| --- |
| 吸烟 |
| 体重过轻 |
| 雌激素缺乏 |
| 低钙摄入 |
| 过量饮酒 |
| 视力受损（即使戴眼镜或手术等也没有校正或较差） |
| 跌倒历史 |
| 绊倒历史 |
| 身体活动不足 |
| 健康状况不佳（虚弱） |

注：健康状况不佳（虚弱）出现在两个标题下；可能或不可能改变

可能最容易调整的危险因素是钙和维生素 D 的摄入[7]。美国国家骨质疏松症基金会建议每人每天至少摄入 1 200mg 钙元素（如果有必要可添加补充剂）400~800IU 和维生素 D。一般来说，获得这些营养素的最好方法是饮食。例如，8 盎司（1 盎司≈28.35g）的脱脂牛奶含有 300mg 钙。检查你喝的牛奶是否也添加了维生素 D，这有助于钙的吸收。相同量的酸奶，或 2 盎司奶酪，含有 400mg 钙。并不是每个人在其饮食中都有足够的钙和维生素 D，即使某个人确实摄入了足够的这些营养素，其他因素可能影响身体对其的吸收。患者经常被推荐膳食补充剂，但请与医生确定可能需要哪些。

许多疾病与人们的全身性骨质疏松症有关。早期诊断和治疗在许多情况下将有助于预防骨质丢失。表 17.3 列出了增加全身性骨质疏松症风险的相关疾病。长期吸烟、酒精和一些药物也可能增加全身性骨质丢失的风险。表 17.4 列出了可能增加全身性骨质疏松症风险的相关药物。这其中大多数药物用于严重和有时危及生命的疾病，因此，使用这些药物尽管有骨质丢失的风险,但可能对于特定疾病仍然是最佳的治疗。如上述问题一样,患者需要与医生讨论这些问题。

表 17.3　增加全身性骨质疏松症风险的相关疾病
（美国国家骨质疏松症基金会）

| | |
|---|---|
| 肢端肥大症 | 严重肝病 |
| 肾上腺萎缩和艾迪生病 | 淋巴瘤 |
| 淀粉样变性 | 白血病 |
| 强直性脊柱炎 | 吸收不良综合征 |
| 慢性阻塞性肺疾病 | 肥大细胞增多症 |
| 先天性卟啉症 | 多发性骨髓瘤 |
| 库欣综合征 | 多发性硬化 |
| 子宫内膜异位症 | 营养障碍 |
| 大疱性表皮松解 | 成骨不全 |
| 胃切除术 | 肠外营养 |
| 性腺功能不全 | 恶性贫血 |
| 血色素沉着 | 类风湿关节炎 |
| 血友病 | 结节病 |
| 甲状旁腺功能亢进 | 地中海贫血 |
| 低磷酸酯酶 | 甲状腺毒症 |
| 特发性脊柱侧凸 | 甲状旁腺激素相关肽分泌的肿瘤 |
| 胰岛素依赖性糖尿病 | |

表 17.4　增加全身性骨质疏松症风险的相关药物
（美国国家骨质疏松症基金）

| | |
|---|---|
| 铝 | 肝素 |
| 抗惊厥药 | 锂 |
| 细胞毒性药物 | 他莫西芬（绝经前使用） |
| 糖皮质激素和肾上腺皮质激素 | 甲状腺素（过量的） |
| 促性腺激素释放激素激动剂 | |

## （二）全身性骨质疏松症的诊断

我们早已知道骨量减少是预测骨折的最可靠因素之一。

因此,确定个体的骨密度降低对于防止骨折很重要。目前医生推荐的骨密度检查指南并未考虑到脊髓灰质炎后遗症患者。因此,脊髓灰质炎后遗症患者应该与医生沟通发生全身性骨质疏松症的风险以及进行骨密度检查的合理性。我常常给脊髓灰质炎后遗症患者推荐检查,并将已经做了检查的患者转诊给风湿病学家或家庭医生,他们能熟练地安排这些检查并建议适当的治疗。一些脊髓灰质炎医生可能更喜欢自己安排所有检查和治疗。谁来评估和治疗患者的骨质疏松症无关紧要,但需要其有经验并把涉及的检查结果和任何药物变化通知其他医生。

　　幸运的是,进行骨质疏松症的检查很容易,它无痛并且花费不多。基本检查称为骨密度检查。其目的是与年龄相同的正常成年人相比,确定患者髋部、脊柱等不同部位的骨骼密度如何。对骨密度检查进行统计分析,根据骨质丢失多少,将个体标记为正常、骨质减少或骨质疏松。表 17.5 列出了几种测量骨密度的方法。

### 表 17.5　骨密度检查

双能 X 射线吸收法
　　可以在几分钟内完成,辐射暴露大约是标准胸部 X 线片的 1/10,测
　　量脊柱、髋部或腕部的骨密度
单能 X 射线吸收测定法和周围双能 X 射线吸收测定法
　　测量前臂、手指和脚跟的骨密度
放射摄影吸收法
　　在准确性和精确度上类似于单能 X 射线吸收测定法
定量计算机断层扫描
　　大多用于测量脊柱骨骼
超声密度计
　　测量浅表骨骼（例如足跟和胫骨）

### （三）全身性骨质疏松症的治疗

治疗全身性骨质疏松症取决于个体的危险因素和身体状况。然而，某些一般性建议对男性、女性都适用。请记住，任何导致骨质丢失的可治疗或可治愈疾病都应予以解决。避免烟草和限制酒精摄入有助于防止骨质丢失。酒精也可能导致平衡和移动性的问题，更可能造成跌倒。充分摄取钙和维生素 D 至关重要。锻炼可能会减慢骨质丢失，但不会恢复已有的骨质丢失。脊髓灰质炎后遗症患者的锻炼应该在脊髓灰质炎医生的监督下进行。

药物可用于预防和治疗骨质疏松症[8]。传统的治疗是激素替代疗法，由男性睾酮和女性雌激素组成，常常与孕激素联合应用。对低睾酮水平男性和绝经后女性要考虑激素替代疗法。在某些情况下，激素替代疗法是不可取的。例如，不推荐在男性有前列腺癌病史或男性或女性有乳腺癌病史的患者中使用。激素替代疗法在有下肢血栓史或家庭成员有乳腺癌的女性中也可能不适合。由于对绝经后女性进行的激素替代疗法可能有助于预防心脏病、痴呆、一些泌尿系统疾病以及骨质疏松症，因此应该在所有绝经后女性中考虑应用。

激素替代疗法不是骨质疏松症的唯一药物选择。二膦酸盐是用于预防和治疗骨质疏松症的另一类药物。降钙素是由鲑鱼产生的抑制骨质丢失的激素，常常用作鼻喷雾剂。降钙素和二膦酸盐都可用于男性和女性患者，但是在女性中使用的研究更明确。研究已证明这两种药物可以改善骨密度。

也有一种称为选择性雌激素受体调节剂的化合物可用于女性。其具有雌激素的许多有益效果同时没有某些不良作用。这类药物常常用于预防全身性骨质疏松症，将来开发后就可以更多地用于治疗疾病。记住,没有完美的药物可用于治疗全身性骨质疏松症,任何人的用药方案都应该咨询医生。

（王玉明　朱智敏　译）

# 第 18 章

# 移动能力

移动能力是脊髓灰质炎后遗症患者要考虑的最有意义话题之一。因此,接下来的三章专门讨论这个问题。这是不断重复的三个话题,第一个话题是安全。移动应该是安全的,这样人们不会跌倒而发生严重损伤,因其可能最终加重残疾。第二个话题是独立。目标应该始终是鼓励尽可能多的独立性,移动性是独立性很重要的组成部分。第三个话题是效能,具体而言是个人行走方式的效能。这在脊髓灰质炎后遗症患者中特别重要,他们需要节省能量和保持力量。

在一个完美的世界中,每个人都可以安全、独立、高效地移动。很遗憾,世界并不完美,必须经常做出妥协才能实现移动。例如,一个人可以独立行走(不使用诸如手杖等辅助器具),但可能不是很安全,并且可能跌倒。即使人们不愿意在移动时依靠外部设备,但可能需要妥协以保证安全。最终,每个人必须决定如何妥协以达到高度的灵活性和能动性。

## 一、移动范围

当人们想到移动的时候,他们常常只想到走路,然而,移动所包括的范围远远超过步行。移动话题包括如何躺在床上、如何进出卫生间、如何从家到另一个位置等。在脊髓灰质炎诊所，移动能力是治疗的主要焦点。康复专家考虑个人移动问题时，要了解以下内容：个人如何从一个地方移动到另一个地方？个人需要多少帮助才能移动？目前正在利用什么设备来协助移动？个人移动时的安全性如何？评估个人移动状态的目的是使所有移动尽可能的安全和从容。

尽管移动涉及的内容比步行多得多，但迄今为止，许多研究都集中于步行。我们可以推断出其中的一些信息，并将其应用于转移和轮椅的移动性。反复重复多次的一个主要发现是，正常行走中出现任何改变或偏离会导致效率降低和能源消耗[1]。因此，必须尽可能尝试并模拟正常移动模式。另一个有趣的发现是，个体总是能够选择最合适的步行速度；不知什么原因，人们总是知道什么节奏最适合他们。改变这种步速常常引起能量的额外消耗。研究还表明个人一旦适应辅助器具（如拐杖、手杖等）并有经验，使用起来就更有效率。其他分析表明仔细选择合适的辅助器具可以显著提高效率和安全性[2]。例如，使用轮式助行器比用无轮助行器需要的能量更少[3]，然而，无轮助行器使用起来更慢、更安全。所以，如果在移动时需要使用助行器，最好咨询相关专家，以便选择适应需要的助行器。

另一个并不奇怪但有趣的事实是，体重减轻后在移动中消耗的能量更少[4]。额外的重量实际上会影响人的行走方式。也就是说，显著超重的个体实际上已经改变了脚踝的动作，导致步态异常。此外，超重的个体更可能发生关节炎，造成膝、髋部疼痛，也会影响他们的行走方式。

正如你所见，许多因素影响人的移动能力。因此，改善移动性是一项复杂的任务，需要有经验的专家进行仔细分析。脊髓灰质炎后遗症患者与专家合作后，一般都会反馈其在步行状态、安全性和疼痛方面有改善。

## 二、识别移动障碍

许多障碍影响个人实现安全、有效移动的能力。有些障碍容易克服,其他可能会随着时间推移而改善,还有一些障碍是永久性的,需要变通方案来解决。移动障碍可以是个体本身的,意味着身体状况阻碍移动。另一方面,障碍可能对个体而言是外在的,意味着环境对移动有不利影响。在脊髓灰质炎后遗症患者中,安全、有效移动的主要内在障碍是最初脊髓灰质炎造成的肌肉无力[5]。最初的无力经常在脊髓灰质炎后综合征症状出现而发生恶化。虽然大多数脊髓灰质炎后遗症患者不能显著提高他们的力量,但有时肌力的微小改善可以在功能上产生巨大差异。关于脊髓灰质炎后遗症患者的力量改善,请参阅第 13 章。

移动常见的内在障碍发生在肌肉、肌腱、韧带缩短的过程中,称之为挛缩。挛缩可发生在四肢或脊柱,并且可以明显阻碍移动,其他部位的代偿会引起额外的能量消耗。脊髓灰质炎后遗症患者经常出现挛缩,这可以通过适当的物理治疗得以改善。髋关节和踝关节的肌肉、肌腱特别容易出现挛缩,且常常可以通过短期物理治疗来改善。

移动的其他内在障碍包括肌肉骨骼疼痛、呼吸困难、胸痛、心绞痛、眩晕。如果出现疼痛或其他影响移动的症状,向医生寻求医疗护理是必要的。治疗通常相对简单,但结果是满意的。

对移动有不利影响的外在因素包括地板表面光滑、不平整或有高表面张力的材料(例如厚地毯)。陈旧、沉重、磨损的支具和轮椅也对移动有不利影响。使用的辅助器具不合适,如手杖不合适也有类似影响。然而,根本不使用辅助器具也可能妨碍移动。恶劣的天气条件使得移动更具风险、能量效率降低。楼梯缺少扶手或无电梯会妨碍移动。床垫太软或床太高会造成个人在床上难以移动。当座椅太低且没有扶手时,上厕所时就会很困难。阻碍移动的外在因素还有许多。幸运的是,外部障碍通常很容易被改变,或者一旦意识到就可以解决(表18.1)。

**表18.1 提高安全、高效和独立移动的十个步骤**

1. 无论你目前是否需要支具、轮椅或代步车等辅助器具,请阅读本书中有关移动的所有3个章节(第18~20章)
2. 保护手臂,保持其健康和尽可能强健
3. 让医生评估和治疗任何引起疼痛的情况
4. 考虑使用能改善移动能力的设备,更安全、更高效、更独立
5. 更新目前使用的支具
6. 除非辅助器具是明确定制且装置、尺寸等正确,否则不要使用(例如手杖、拐杖)
7. 改善实际环境(如果住宅和办公室条件允许)使移动更容易和安全。去除或解决外部环境的移动障碍。可以请物理治疗师或作业治疗师来访,他们是移动问题方面的专家
8. 考虑使用电动轮椅或代步车,特别是长距离移动
9. 从脊髓灰质炎专家处获得正式的移动评估
10. 遵循移动评估建议的治疗(如进行物理治疗以改善挛缩、使用不同的辅助器具)

## 三、手臂和移动

我在书中反复提到手臂是独立性的关键。对于独立洗澡、穿衣服、使用厕所等,使用手臂的能力是至关重要的。手

臂功能对于移动也十分重要,特别是对下肢有瘫痪的脊髓灰质炎后遗症患者。手臂通常是一种理所当然的工具,可以把人从一个地方推到另一个地方。考虑一下移动时极度依赖拐杖的脊髓灰质炎后遗症患者,很容易看到其手臂需要负担多少工作,因为要使用手臂推进拐杖,然后摆动双腿。可以想到如果手臂受伤妨碍了使用拐杖,会发生什么。最可能的就是无法行走,但也会影响其他形式的移动。例如,一个人只能使用一只手臂时,可能难以从厕所起身,也难以上、下车。脊髓灰质炎后遗症患者一旦手臂受伤,尽管其生活的所有方面已经基本独立,但可能发现自己不能独立移动。

尽管这个例子相当有戏剧性,但不幸的是,这是一些脊髓灰质炎后遗症患者的现实情况。其他一些人可能注意到当手臂受伤时,其移动能力有更微妙的变化。例如,患有肌腱炎的人会遭受更多疼痛、更难从椅子或马桶上起身,同时也会意识到很难上楼、扶栏杆。尽管症状可能很轻微,但可能使移动更加困难,并最终导致更重的残疾。当你考虑移动问题时,请记住对于大多数脊髓灰质炎后遗症患者来说,手臂是至关重要的。许多上肢损伤可以治疗,有时甚至可以治愈。有关保持手臂力量和功能的更多信息,请参阅第6章。

## 四、移动是一种运动形式

在医疗保健行业中曾经有过建议,鼓励人们将移动作为一种运动形式。对于大多数人来说,这是一个好主意:多走一条楼梯,步行或骑自行车上班,提前两个站点下车,剩余路程步行,把车停在远处,然后走到超市,等等。然而,对于脊髓灰质炎后遗症患者来说,应谨慎对待这种建议。把移动作为一种运动形式,主要问题是其不可预测。例如,在有计划的运动项目中,人们可以在楼梯机设备上按预定速度和倾斜度达到特定运动时间。相反,个人把在办公楼中爬楼梯作为运动方式,第一天可以上下五次,下一天可以上下二十次,具体取决于地点,如会议室所在楼层。类似的例子也可以运用于在家中和社区中的移动。对于脊髓灰质炎后遗症患者,过度使用可能导致进一步无力,理想的运动应该以可控的方式进行。

移动性问题在我们所有人的生活中至关重要,因为我们都会变老。幸运的是,脊髓灰质炎后遗症患者可以采取一些行动来改善他们的移动能力。即使接下来的两章内容现在似乎对你不适用,请继续阅读!如果停下来思考随着时间推移将如何保持移动和活动状态,我们所有人都可以从中受益。

（张爱明　朱智敏　译）

# 第 19 章

# 支具、鞋和辅助器具

对许多脊髓灰质炎后遗症患者而言,不管目前使用的是什么,使用附加设备(如支具、轮椅、手杖或拐杖)的想法都不受欢迎。他们也许认为这些设备限制了他们做事情的能力,而不是帮助他们移动和独立。或者一些人会把使用设备看成是残疾人的象征。他们可能关心别人的看法,特别是雇主会如何看待这些设备。患者尽管通过选择新的、不同的支具实际上变得更加独立,但这种完全理性的关注有时会导致强烈拒绝思考这些问题。

最强烈不良反应的人可能会发现他们的感觉是基于历史原因的,可以追溯到他们最初患脊髓灰质炎的时候,那时他们被鼓励使用尽可能少的设备。在 20 世纪前半叶脊髓灰质炎流行期间,患病的人被建议尽可能丢弃他们的支具和手杖。那时的想法是,摆脱所有可能的设备意味着恢复,并且是回到常态的一部分。不摆脱设备往往等同于身体和道德沦丧。使用的设备越少,证明他们恢复得越好,康复计划就越成功。丢弃设备的教条如此根深蒂固,以致许多患者今天把使用任何新设备看作是倒退成为一个跛子。这种思维对最初脊髓灰质炎期间的许多患者有影响,现在正引起一些患者相同的焦虑:他们是否应该使用设备来帮助移动。

本章第一部分讨论支具。术语"支具和矫形器"用于描述支撑和调整四肢的任何类型的装置，可互换使用。第二部分关注鞋类，第三部分描述辅助器具（本章中使用的术语"辅助器具"仅指移动辅助器械，包括手杖、拐杖和助行器）。

## 一、支具和矫形器

大多数瘫痪性脊髓灰质炎后遗症患者自从生病以来就佩戴了某些支具。许多人使用矫形器的时间很短（只有数周到数月），然后得益于瘫痪肌肉恢复、外科手术或两者结合，他们不需要使用支具就能行走。其他一些人能够缩小长腿支具的尺寸，进而过渡到使用短腿支具，或从两个支具减少到一个支具。无论个人的经验怎样，几乎每个脊髓灰质炎患者都听到一个共同认知：越少越好，没有最好。经过这些年，为什么观念正在发生变化？或者是这样吗？我们脊髓灰质炎诊所的建议是：使用尽可能少的设备，但会尽一切必要来保持移动和独立，防止跌倒！

我们暂时回顾第 16 章中的一个例子。约翰·梅隆四岁时患脊髓灰质炎，多次手术后，在没有支具或其他辅助器具帮助下他能够走路。我给约翰初步评估时，他感觉有困难，但他不能表达具体的问题。进一步询问后，约翰透露他的平衡功能相当差，每周都会跌倒几次。约翰最初反对任何类型的支具，但最终尝试了一个非常时尚、轻便的踝足矫形器（也称为短腿支具）。这个支具的位置很合适，几乎不容易被发现，其他人也几乎无法觉察。此外，约翰行走时变得更加稳定，三年后，他说自从开始穿戴支具之后就没有再发生跌倒。在这种情况下，我开出了最轻、最简单矫形器处方能让约翰不发生跌倒。约翰也感到舒服，走路时更有信心。他的跛脚不那么明显,行走消耗的能量更少。

　　不是每个支具的应用都是如此的成功。然而正如上面的例子,支具既可以在心理上增强患者的信心和独立性,也可以在生理上改善行走、站立和转移的能力。根据约翰的情况,我们尝试了一种新支具,重量更轻、且不是由常用的白色聚丙烯塑料制造的支具。新材料的使用产生了一些问题,约翰的支具在半年后居然断了。很幸运,矫形师又给他制作了一个几乎相同、但更坚固耐用的新支具。矫形器师、约翰和我显然都希望最初的支具没有破损,我们都担心事情再次发生可能会导致约翰受伤。不过,我们认识到使用支具往往是一个尝试错误的过程,特别是不同于传统支具那样更笨重、庞大的新东西。

　　脊髓灰质炎后遗症患者支具和矫形器包括(但不限定于)以下五种主要类型:

　　1. 简单的足衬垫或矫形器(这并不是支具)。

　　2. 踝关节矫形器,即踝关节支具。

　　3. 踝足矫形器,通常称其为短腿支具。

　　4. 膝关节矫形器,这是膝关节支具。

　　5. 膝 – 踝 – 足矫形器,通常称为长腿支具。

　　所有这些支具都是预制或量身定制的。定制支具和预制支具之间的主要区别在于,前者是针对特定个人特别制造的,且通常比类似适合大多数人的大量制造组装样式支具要贵得多。定制支具不一定更好,然而,它能尽可能达到紧密贴合,这对于脊髓灰质炎后遗症患者特别重要,他们因为瘫痪、以前的手术和关节炎常常有足和腿部的畸形。

　　支具不只是预制或定制,其制作也有许多样式和各种材料。通常人们喜欢穿戴过去曾经穿过的东西,即使它体积较

大、沉重和效率低。我并不反对这种偏好,主要是因为适应
一种新型支具是个很长的过程,个人必须为此付出努力。我
总是建议采取最轻、最舒适、最安全、最高效的支具,以节省能
量。然后,我鼓励人们决定是否需要时间和精力来学习使用
新的东西。

目前在支具中使用的一些材料是轻质、耐用的碳复合材
料[1]。它们可用于短腿和长腿支具以及塑料和金属支具。使
用钛复合材料可以使支具更轻便、更耐用(而不像铝或钢材
料)。这些只是使用新型材料的两个例子。遗憾的是它们比
传统材料更昂贵,并且有时需要患者和矫形器师额外的努力
以获得紧密配合。没有完美的支具能适合每个人,但有不同
的支具适合不同的人使用。获得合适支具的关键是找到一名
在为脊髓灰质炎后遗症患者开出处方和制作支具方面有丰富
经验的专家。

无论在构件中使用什么材料,支具是定制还是预制,都需
要正式处方,最好由医生与矫形器师密切合作完成。我们的
门诊中心在一周内有特定时间,为脊髓灰质炎后遗症患者开
设支具诊所。这个诊所包括一名物理治疗师(即脊髓灰质炎
医生)、一名矫形器师和一个理疗学家,针对特定个人最适合
的支具类型,他们都能提供建议和密切协作。总有人需要支
具,我们常常会尝试多个支具并观察是否合身以及每次穿戴
后个体的移动如何。然后我们决定是否有足够的试穿预制支
具,或者是否需要定制支具。如果开出定制矫形器处方,矫形
师会在店里制作,一周后支具准备就绪,患者会来诊所试用。
大多数调整可以在诊所进行,偶尔需要矫形器师将设备带回
商店做更多工作。如果开出预制矫形器处方,在初始适配期
间会进行微小调整,患者在同一天就可将其穿戴回家。如果

需要做更多工作,矫形师会再次把支具带回商店,并在一周后带回来。

这种类型的专门诊所是安装新支具的理想方式,然而,它无疑不适用于所有人。如果没有专门诊所,可以由医生确定需要什么类型的支具并开具处方,然后给其他矫形师。如果医生和矫形器师在治疗脊髓灰质炎后遗症患者方面有经验,结果应该很好。然而,如果任何一个人都没有经验,则处方的支具可能不能起到很好的作用,并且它将被闲置在衣橱里。这种情况让患者没有支具可用,或在某些情况下可能使用太重、甚至破损的旧支具。人们往往低估了适合某人所需的技能和承诺;找到最好的可用资源总是值得努力的。

初始试穿只是处方支具合适的第一步。下一步包括个人要习惯于佩戴支具。我建议任何使用新支具的个人制订佩戴日程表:在前几天短暂佩戴支具(少于一或两个小时),然后在之后的两三个星期中逐渐增加穿戴支具时间,直到整天穿戴。如果支具不舒服或造成皮肤过敏,我建议立即停止使用,并回到支具诊所改进。

另一步骤涉及确定个体是否受益于物理治疗中的步态训练,是否需要辅助器具,例如手杖或步行器。这些是脊髓灰质炎医生应该做出的临床决定。如果患者符合以下任何一个标准,我通常会安排他们进行物理治疗:①患者从来没有戴过支具;②新支具与老支具本质上不同;③体格检查,可能需要一些附加的步态训练或转移帮助;④物理治疗可能会改善患者的肌肉无力或活动范围受限;⑤患者需要学习正确使用辅助器具。

支具的医疗保险支付范围因个人保险计划而异。一般来说,美国国家老年人医疗保险制度将覆盖任何认为有医疗必要性支具的 80%。补充保险常常会支付剩余 20%。其他保险计划覆盖的范围从 0 到 100%。通常情况下，书面的指导方针是，保险公司每年会为一笔特定金额的保险赔付。无论谁支付，支具一般相当昂贵，范围从几百到几千美元。因此，重要的是寻找可以开出适当支具处方的专家，能够一次性的正确装配支具（常常会有一些修改）。如果支具不适合和不能使用，患者很有可能会支付额外的费用制作新支具。

## 二、鞋的选择

适当的鞋类对于改善人的移动至关重要。老旧、破损的鞋子危险的，可能导致人在走路时耗费更多能量，甚至造成绊倒和跌倒。不论其使用年限长短，不合脚的鞋可以导致足、膝关节、臀部和腰部疼痛。如果长时间使用，它可能导致或加重已有的足、踝关节和下肢畸形。合脚的鞋虽然被认为是理所当然的，也是保持身体健康和防止进一步残疾的重要部分。

我经常被问到：我应该买哪种鞋子？答案是：视情况而定。事实上，没有完美的鞋子能适合每个人。与支具一样，寻找合适的鞋类常常是一个反复试验的过程。首先要考虑的是在哪里找到鞋子。通常有三种选择：①社区商店销售各种尺寸和宽度的优质鞋类；②专门针对有医疗问题人们的鞋类商店，并请专家现场改善鞋子的舒适度；③有鞋类诊所的脊髓灰质炎中心，现场有鞋类专家且常常与支具诊所结合。

对许多人来说，第一种选择是最简单且合理的。它最适合那些不需要对鞋子进行任何修改的人，他们只需要鞋子坚固、轻便、合适。需要修改的人仍然可以选择第一个选项，然后把鞋子交给专家。其他两个选项可能更简单，最终会更为适配。特别是对于连接支具的鞋子，建议在专家提供鞋子的地方现场安装。鞋匠和足科矫形师专门从事鞋的装配和修改。因为不同的医疗条件，足科矫形师与需要特定鞋类的个人一起合作。此外，他们要接受正式培训并通过认证考核。脊髓灰质炎医生应该能够提供经过认证的足科矫形师。

理想情况下，一个人应咨询脊髓灰质炎医生的建议。处方并非总是必要的，但它有助于向鞋方面专家解释需要做什么。处方也可用于税务，医疗保险有时包括鞋子及其修改，特别是连接到支具上的鞋子。糖尿病患者对鞋具有特定需求，可能得到医疗保险报销。

### 三、辅助器具

遗憾的是，许多辅助器具（手杖、拐杖、步行器等）都可以在当地药店购买。便利性可以鼓励人们购买和使用设备，但不能确定设备是否正确，并且没有正式试用设备和如何使用的相应训练。使用拐杖要考虑以下问题：哪只手应该握拐杖，位于受累下肢的同侧或对侧？如果双腿受到影响，使用两根手杖、还是转换到助行器或拐杖？哪条腿与手杖同步？手杖需要使用多长时间？应该使用单点手杖还是四点手杖？

可以看到，即使是手杖这样最简单的辅助器具也会产生许多问题。这就是使用任何辅助器具都需要专家指定的重要原因。此外，物理治疗对于讲授设备的正确使用可能是必要的。手杖使用不当的缺点是明显的，并且涉及以下潜在问题：增加移动的能量消耗，增加疼痛和对腿部、背部的潜在损伤，增加跌倒风险，以及形成不良步态模式，即使以后进行物理治疗也难以去除！

再次重申，所有辅助器具应由医生或物理治疗师开出处方，这些人是治疗脊髓灰质炎后遗症患者的专家，并且了解患者的步态力学、转移和其他移动问题。应进行正式安装,有时物理治疗中的步态训练是有益的。

　　要想获得适当的处方和合适的支具、鞋、辅助器具,就需要时间、精力和脊髓灰质炎专家的建议。虽然经常有一段时间在进行错误尝试,并且人们的需求有时随时间而变化,恰当的移动设备处方可以改善转移、站立和行走。患者可以改善平衡、减少疼痛和能量消耗,并且可以减少跌倒风险。此外,改善移动还有积极的心理效益,包括增加信心、独立性和生活质量。

(张爱明　朱智敏　译)

# 第 20 章

# 轮椅和代步车

许多脊髓灰质炎后遗症患者从患病初期就使用轮椅或电动代步车。其他研究发现由于脊髓灰质炎后综合征的肌肉无力和耐力降低,使得患者需要帮助以便能长距离移动(特别在社区中)。从未使用过轮椅或代步车的患者尽管很少有使用的想法,但这些设备可以显著为由于移动问题造成个人的环境受限的患者提高其生活质量,为其打开一个全新的世界。无数的脊髓灰质炎后遗症患者说过,他们不再去喜欢的地方,因为他们无法安全、舒适地在那里行走。他们有时都不去看望家庭成员,包括孩子和孙子女,可能缩减商务旅行或娱乐活动,甚至去商场也会变得太麻烦。脊髓灰质炎后遗症患者的移动能力不如以前,轮椅或代步车可能是他们较好的辅助设备。

雷吉那·伍兹(Regina Woods)是脊髓灰质炎后遗症患者,急性脊髓灰质炎后遗留有显著麻痹。她描述了第一次使用电动轮椅的经历:自从脊髓灰质炎发病以来,我第一次可以一声不吭地移动到房间的不同区域。我可以靠近我的母亲,以便更好地听到她的声音。我可以进入另一个房间去麻烦格莉姐姐。我很快就知道在家里面有一个全新的世界,因为我看到以前从来没有注意过的事情[1]。

雷吉那患脊髓灰质炎后遗留有明显瘫痪,一台电动轮椅使她有机会看到几十年没有见过的世界。但是,轮椅和代步车不仅仅针对那些有严重瘫痪、不能行走的患者。它们对许多脊髓灰质炎后遗症患者也有用,取决于个体的移动需求、耐力、无力程度等。然而,许多脊髓灰质炎后遗症患者担心,如果使用轮椅或代步车来移动,哪怕临时使用,他们将变得依赖于此,会完全失去行走能力。事实上正好相反。可以走路但却很艰难,特别是长距离行走时更为艰难的脊髓灰质炎后遗症患者,通过使用轮椅或代步车限制了肌肉的过度使用,实际上是更好地保持了他们的行走能力。例如,脊髓灰质炎专家和后遗症患者劳罗·霍尔斯特德行走得很好,但多年来在工作中使用了电动代步车,以避免通过医院走廊时给腿部肌肉施加压力。霍尔斯特德博士长距离使用代步车以节省力量和精力,然后停放并走路进出病房、护理站和医院自助餐厅。

雷吉那·伍兹和劳罗·霍尔斯特德虽然拥有交通工具,但有时患者不需要随时都使用。

安·伍兹(Ann Woods)是一位四十多岁的妇女,我在华盛顿特区霍尔斯特德博士脊髓灰质炎门诊培训时有机会看到她。安作为政府官员,生活忙碌,很难远距离行走的事实的确对她有影响。安因为不能应对在机场走廊必要的行走,首要影响的是她不得不削减航空旅行。初期脊髓灰质炎期间,她从来没有使用任何支具或移动设备。虽然她在走路时遇到麻烦,并且有过跌倒,但当诊所团队建议她考虑穿短腿支具和使用代步车时,安很吃惊。安回家后最初沮丧,但几天后意识到,如果她想保持喜欢的工作就需要一些让步。她回到诊所同意尝试支具（最终变得很喜欢），并在商场、机场、游乐园和其他地方使用借来的代步车，可以带她行进更远的距离。使用辅助器材的目的是帮助安·伍兹减少腿部肌肉的压力和引起伤害的次数，不发生跌倒。

## 一、手动轮椅与电动轮椅的争论

人们经常问我，手动轮椅或电动轮椅哪个最好？我的标准答案是：总要有一个电动轮椅或代步车，除非有人帮助推动手动轮椅。不是每个人都同意这个说法，然而，我坚定自己的观点。任何人的独立性关键在于使用手臂的能力。细想两个脊髓损伤患者，一个患者腰部受伤已经失去双腿功能，但他的手臂是健全的，另一个患者有中央型脊髓损伤，手臂麻痹但腿有力。这两个人中的哪一个独立？答案是手臂健全的那个人，因为独立尤其需要手臂。

这与脊髓灰质炎后遗症患者有什么关系？毕竟，如果患者手臂强壮，那么使用手动轮椅似乎讲得通。这个问题有两个方面：①使用手动轮椅时有可能造成手臂过度使用，这可能导致永久性无力；②有手臂损伤的风险（肩部受伤和神经损伤在脊髓灰质炎后遗症患者中比一般人群更常见，因为他们的手臂在日常活动中承受压力），并且从根本上危及独立的能力。在我看来，保护脊髓灰质炎后遗症患者的手臂至关重要，使用手动轮椅是一个冒险的事。请记住，大多数腿部瘫痪的患者手臂上没有正常的力量储备。脊髓灰质炎病毒通常侵害脊髓中超过95%的前角细胞，虽然手臂可能比下肢更强壮，但它们几乎总会受到一定程度的影响，因此需要额外的保护。

我喜欢电动辅助器具的第二个原因是它允许脊髓灰质炎后遗症患者走得更远，从而更方便地去想去的地方、做想做的事情。主要缺点是电动移动设备比手动轮椅笨重，并且需要特殊设备来运输它们。有人可以折叠手动轮椅放入汽车后备箱或后座，而电动代步车或轮椅需要专门的升降设备。这些设备的运输现在较为容易，因为新的升降设备更耐用和方便。货车常常广泛用于运输轮椅和代步车。

我经常听到这样的评价，人们想使用手动轮椅保持上半身强壮及其状况良好。理论上这是一个好主意，但在实践中，使用轮椅作为锻炼的形式不是很实用，并且可能导致上述的一些问题。我建议脊髓灰质炎后遗症患者制订可以规律进行的、适当的上身锻炼计划。这样才可以使得每个肌肉群都适当地工作，而不会过度使用其中一个和过少使用另一个（一些人做相同重复运动时就会发生这种现象，例如推动轮椅）。此外，设计适当的锻炼计划在强度和持续时间都有自我限制，而推动手动轮椅取决于个人在特定日子的需要。他们可能会有很多的运动（如果去很多地方），或根本没有多少运动。我的观点是患者任何形式的运动应该时有规律和可控的。

## 二、选择轮椅或代步车

得到一个合适的轮椅或代步车可不是件容易的事，甚至让人大伤脑筋。不过，有办法可以让这场磨难变得顺利些。我建议如果有可能，需要购买这种类似的新电动移动设备的人去移动座位诊所进行相关咨询。这些诊所常常在重要的康复医院和医疗中心可以找到。尝试在你所属的地区找到这个诊所，所花费的时间和精力绝对值得。轮椅和代步车座位诊所是我们脊髓灰质炎诊所的一部分,在建立之前,我发现人们拥有各种各样的机动车。有些是设备优良的产品,但不适合患者或难以适应。供应商有时对患者谈到了很多不必要的额外部分,有时没有给人额外的需要。即使有书面处方(通常是一个需要医疗保险公司承担部分或全部费用的要求),问题也会出现。我意识到这些问题并没有得到供应商的充分解决,因为他们对任何人都不负责。在诊所,如果供应商想继续在那里工作(肯定有利可图),那么肯定有人会处理过去或当前设备产生的所有问题。

在我工作的轮椅和代步车座位诊所中,物理治疗师和脊髓灰质炎医生进行初步评估后,物理治疗师开始联系供应商并确定时间,可以带来满足患者需要的电动装置模型。涉及诊所的参与者包括脊髓灰质炎后遗症患者、供应商、物理治疗师和医生。在诊所期间,患者有机会坐在不同轮椅和/或代步车中进行体验。患者在订购之前要查看不同的修改或特殊功能。诊疗结束时,物理治疗师为患者想要的轮椅或代步车写出详细处方,具有所需的所有修改和特殊功能,然后医生签署处方。

在安排座位诊所预约之前,物理治疗师常常要进行家访。这种探访对确定家中轮椅是否有用的帮助极大,以及哪些修改可以使其更容易使用(例如,前门安装斜坡、加宽浴室门口、重新安排家具或检查床和厕所的高度以便转移)。

虽然座位诊所是装配轮椅或代步车的理想方式,但还有其他选择。这些包括与脊髓灰质炎医生或物理治疗师见面并查看目录,他们了解如何订购移动设备。如果你在目录中找到你想要的设备,通常可以安排与供应商在家里或在商店试用。在大多数情况下,出于保险目的,你需要医生的书面处方,其中包括基本病史和诊断理由,以及推荐使用器具的详细说明。因此,脊髓灰质炎医生需要在某一时刻参与该过程。

**(一)轮椅部件**

合适的轮椅需要考虑很多因素。包括但不限于这些:

1. 轮椅是在室内、室外都使用吗?

2. 矫形器或支具需要额外的空间吗?

3. 是否需要重负荷车架[通常适用于重量超过 250 磅 (1 磅≈0.45kg)的个人]?

4. 家庭和办公室需要什么类型的桌面? 需要书桌臂吗?

5. 需要什么样的居住设施才能获得最佳的坐姿?

6. 是否需要压力垫?

7. 如何完成转移?

8. 轮椅如何运到不同的地方?

这些通常的问题都是需要有开轮椅处方经验的人考虑的,但对轮椅组件的基本理解还是有用的。

外部驱动轮椅即电动轮椅,由驱动系统、电池电源、操作控制器系统组成。考虑使用哪种类型的电动轮椅时,应首先确定轮椅主要用于室内或室外。室内轮椅更慢、更轻、更容易操作。它们通常比室外轮椅便宜,而室外轮椅重量更重、体积更大、速度更快。室内轮椅在室外使用会缩短其预期寿命,而在室内使用室外轮椅可能会很不便。许多人想要在室内和室外工作都可以用的组合轮椅,虽然没有完美的轮椅,但有些可以达到很好的平衡。用于电动轮椅的控制器系统可以使用操纵杆、下巴夹住控制或甚至吹吸系统(针对四肢瘫痪者使用呼吸技术控制轮椅运动)。虽然这些系统可能单独出售,但最好从同一供应商那里尝试获取所有东西,以减少在需要维修或订购新的部件时可能出现的复杂问题。

轮椅的基本组件是框架。可以根据用户的身高、体重、坐姿、转移技术以及使用不同类型控制和操作的能力来选择合适的类型。

有多种附加在框架上的东西供选择。首先是安全带,为了安全和用于调整骨盆并改善坐姿。与所有组件一样,有许多不同版本可供选择。底座有安置和支撑腿脚的附件。许多脊髓灰质炎后遗症患者需要专门的前索具和足抵板,以适应腿、脚踝和足部的畸形。后轮胎和车轮是两个独立的组件,并包含了诸如重量、耐用的特点。轮胎环绕车轮,有三种常规类型:实心轮、充气气动和无气实心胎。如果订购充气轮胎,可以在处方中添加空气泵。手柄安装在后轮上,自力推进手动轮椅。脚轮是小前轮,允许轮椅转动和改变方向。脚轮的轮胎可以是气胎、半气动或实心橡胶胎。车轮锁定可以是触发或杠杆方式。

人们经常感到扶手有问题,这很重要,因为扶手和轮椅的宽度等其他方面的因素影响着转移、靠近特定桌面的能力。偶尔也根本不需要扶手。对于转移而言,有些人可能发现活动拆卸式扶手或可去除扶手更容易使用。书桌臂较短可使在办公桌或桌子边坐着舒适。扶手高度是舒适和安全的重要问题。填充物可以影响对上肢敏感区域施加的压力,该敏感区域可能易受神经损伤(例如肘部的尺神经病变)。扶手也决定了轮椅的最终宽度,而宽度会影响轮椅在走廊里活动的便捷性及转弯半径。膝板可用于搁置手臂并提供桌面以便书写、吃饭或阅读。

坐姿随个体的力量及有无结构畸形如脊柱侧弯而变化。

座椅插入件座圈可以为骨盆、髋部和双腿提供姿势支撑。背部、颈部和躯干支撑物为脊柱和躯干提供姿势支持。座垫提供舒适性和减少长期坐位的压力。如果有尿失禁的问题，患者可以订购保护套，建议订购两个座椅罩，以便在洗涤时提供备用。

还可以订购收纳容器如轮椅包以适配特定的轮椅。有时用篮子存储物品。进行初始评估（获得书面处方之前）时是考虑所有这些轮椅组件包括存储隔间的最佳时机。

### （二）代步车组件

电动代步车或手推车较电动轮椅有几个优点，造型美观、远距离使用以及用于适应崎岖地形的悬架和动力等方面。使用代步车需要合理的姿势和上半身力量。因此，对于姿势不良和上半身力量不佳的人，电动轮椅将给予更多支持，并且是更好的选择。

前轮驱动的小型代步车比后轮驱动的小型代步车小巧，因此更灵活，能够在更小空间转弯。然而，后轮驱动的代步车具有更好的牵引力，并且更容易通过不平坦地面和上下坡。所有前轮驱动系统使用皮带和链条或两个皮带来转动前轮。后轮代步车有多个系统，包括直接齿轮驱动，具有平滑、声音小、耐用的特点。

代步车框架有各种款式。模块化框架可以分解成几个不同的部分以方便运输。单件式框架适合大多数汽车后备箱，但需要电梯或有人将 100~150 磅（1 磅 ≈ 0.45kg）的设备放入后备箱。代步车座椅提供不同水平的舒适性和支持。代步车的特点是座位可以 360° 旋转，方便上下车。体验代步车时，要检查座椅并确定是否可以轻松地接合和脱离锁定。可以选择扶手，但要提供额外的稳定性和姿势支持。所有代步车配备电池充电器,可以有各种类型。与轮椅一样,可以在订购时购买存储配件。再次叮嘱,最好在购买之前与物理治疗师、脊髓灰质炎医生和供应商讨论选购代步车的不同部件。

### (三)轮椅和代步车常见的问题

以下清单列出了通常容易修理的轮椅和代步车常见问题。

1. 车辆不舒适,这常常是由于原配不合适(座椅靠背太低、座椅太高、脚踏板太低、刮擦地面向上的路缘等)。

2. 容易从座位中滑出,原因包括原配不合适、安全带破损或太松、座椅太短或太长、搁脚板太低不能支撑脚、腘绳肌紧张。

3. 身体向一侧倾斜到或从座位上跌落,这个问题常常由于无力和姿势问题,并且可以用额外的支持来校正。

4. 轮椅太小或太大,问题通常发生在轮椅非常破旧,体重增加或减少,使用别人的交通工具的情况下。

5. 刹车失灵或设置困难,部件可能磨损或可能需要延伸刹车。

6. 设备运转不畅,可能是轮胎漏气、电池损坏或者地形不适合使用轮椅。

7. 很难将设备修好,在轮椅和代步车的使用期限中,不可避免地需要进行修理。再去正式的座位诊所有助于确保供应商积极的回应(有些供应商会允许个人借用另一个设备,直到把个人的修好)。

8. 扶手妨碍或不能辅助转移,最初安装设备时应该考虑转移方式,扶手通常在帮助或妨碍转移方面发挥关键作用。

**（四）购买和修理动力操纵车辆的四个步骤**

1. 在座位诊所与医生或参与的供应商建立预约。如上所述，如果你能找到一个座位诊所，就几乎没有问题了。优点包括：①具有丰富知识的医生和治疗师会为你安装合适的车辆，不需要任何金钱激励（座位诊所医学专家按统一标准收费，覆盖范围与到诊所看医生预约相同）；②工作人员可以就保险文书方面的问题提供帮助，有时甚至帮助提交文件；③当您回到最初得到设备的座位诊所时，更容易修理和调整设备。

2. 一旦决定某个交通工具，可以从供应商那里获得书面报价。理想情况下，供应商应该能够告知将支付多少保险，以及个人最终要负担的费用。用户应该致电医疗保险公司进行验证，因为电动车辆的保险计划范围从0到100%不等。

3. 你需要获取的文书取决于你的医疗保险。对于美国国家老年人医疗保险制度而言，您需要以下材料：①医疗必需的证明，必须由物理治疗学和康复科、矫形外科、神经病学或风湿病学的专家填写，如果其中一位专家不能填写表格，则必须在医疗必需的证明旁边附上原因说明（如果拥有预先批准的号码，则不需要这项）；②保险索赔表，个人需要填写项目1~14，医生填写项目17、17A和21，其余由供应商填写；③医生的记事本处方；④国家老年人医疗保险制度卡副本；⑤收据副本，用以提交报销。

4. 电动车辆的维修费用经常在医疗保险范围内，必须详细描述具体需要维修的地方，并对特殊需求提供医学诊断说明。

总之，电动轮椅和代步车可以显著改善脊髓灰质炎后遗症患者的生活质量,即使只是偶尔使用。其目的就是让一个人有更多的移动自由,从而增加他们的独立性。如果您有兴趣探索这些,可在当地的商店试用,然后与医生谈谈具体需求及心愿。

(杨柳明　王雅哲　译)

# 第 21 章

# 外科手术注意事项

手术对于患有脊髓灰质炎的人来说可能前景无法预期、令人生畏。童年记忆中外科手术的痛苦和恐惧,可能仍然萦绕在现在已经成年的脊髓灰质炎后遗症患者脑海中。另一方面,许多脊髓灰质炎后遗症患者在急性期后经过手术取得了巨大成功。例如,患者可以动情地回忆起肌肉移位术使人不借助支具就可成功行走。对于许多脊髓灰质炎后遗症患者来说,外科手术可能是一个好主意,因为他们认为手术可以很大程度上改善目前的健康状况。无论患者是否对手术抱有积极态度,了解外科手术的风险和收益是至关重要的。

当考虑手术预期时,需要强调四个主要阶段:术前计划、手术关注点、术后早期恢复、康复。

## 一、术前计划

除了手术中外科医生的手术技能,仔细的术前计划是手术成功的关键。这个计划包括五个步骤。

### 步骤 1. 手术是否必要

这看起来很明显,然而许多手术是可选择的,可能不是必要的。如果出现危及生命的情况而需要外科手术干预,则关注点需迅速转移到手术准备。然而,如果不是危急状况而进行手术,则应该权衡其他几个方面。首先,考虑是否可以通过其他方式治疗,如可以用处方药物治疗症状;第二,询问外科医生手术成功的可能性是多少;第三,寻求另外的建议可能会有所帮助。

艾琳·奥马里(Eileen O'Malley)是一位65岁的女性,12岁时患脊髓灰质炎。她最初腿部力量恢复相当好,没有使用任何支具或辅助器具。艾琳最近开始跌倒,并且右膝关节越来越疼痛,这可能是导致跌倒的原因。骨科医生告诉艾琳,她有严重的膝关节炎,需要膝关节置换。艾琳选择来看脊髓灰质炎门诊,看看能否避免手术。因为对膝关节还没有尝试任何治疗,医生给她开了口服抗炎药物并且辅助物理疗法,对膝关节周围肌肉进行了一些温和的强化锻炼。物理治疗师给她安装了膝关节支具,并示范了如何通过使用拐杖走路以减轻右膝关节的负荷。只用了几周时间,艾琳走路时没有了明显疼痛,也不再跌倒。使用手杖和膝关节支具后,她感觉行走更稳定也自信了,因此决定不进行膝关节置换术。

艾琳进行非手术治疗有多种选择。如果手术方案被采纳,而脊髓灰质炎门诊提供的治疗并没有起作用,她可能已经接受了膝关节置换术。记住,重要的是要同时考虑非手术和手术方案。

### 步骤2. 与外科医生和手术团队沟通

经济上的限制极大改变了术前、术后的常规程序。当日手术(允许患者同一天入院并出院)和门诊手术越来越普遍,患者与外科手术团队会面的第一次机会可能仅仅是被推入手术室之前的几分钟！因此,具有脊髓灰质炎病史的患者在手术前应想办法与手术团队进行沟通。

外科手术团队通常由手术室护士、恢复室护士以及至少一名外科医生、麻醉师或麻醉护士(在麻醉师监督下工作)组成。患者应该在入院前与外科医生讨论大多数的围手术期问题,早些到达与麻醉师或当班护士沟通是可取的。

提前询问好外科医生手术范围多大,什么体位最好。局部麻醉下门诊手术可以在外科医生办公室进行吗？如果不能,当日手术是否可以用区域麻醉阻滞(只麻醉一只手臂或腿),或用脊髓/硬膜外阻滞麻醉？手术可以采用侵入性更小的方式吗？如使用腹腔镜而不是大切口。外科手术技术的进步,如激光或腹腔镜的应用,使手术更加简单且恢复时间短、并发症少。显然,进行手术的主要关注点是达到手术目的并尽可能减少并发症。虽然上面列出的问题很重要,但外科医生的经验和适当的手术步骤是手术成功的关键。与外科医生沟通是解决这些问题的途径,但是不能凌驾于外科医生专业领域的技能。

外科医生应该注意到许多有脊髓灰质炎病史的患者已经累及呼吸肌(即使从未经历过任何呼吸问题或使用过铁肺)。因此,对于任何接受全身麻醉的脊髓灰质炎后遗症患者,应该于术前常规定期进行肺功能检查。这些检查可用于确定基线肺功能,并且有助于预测手术中可能出现的呼吸并发症。

有明显瘫痪的患者血容量可能也比预期更少,可能需要输血。应该在安排手术前与外科医生讨论决定是否使用库存自体血或考虑捐助者的血液。

麻醉医师或麻醉护士决定实施麻醉的方式和药物剂量。麻醉师工作的一部分是进入手术室之前与患者谈麻醉风险,然后对所选麻醉方式签署知情同意书。这次谈话是解决麻醉问题的最佳时机。虽然对有脊髓灰质炎病史的患者和麻醉有关的科学文献稀少，但许多专家认为麻醉、特别是全身麻醉可能有明显、或许有害的影响。原因不明确，但可能与初期神经受到脊髓灰质炎病毒影响有关。一般情况下，患有脊髓灰质炎的患者麻醉需要较低的药物剂量，并且在麻醉消退前需要较长时间。因此，麻醉师在手术前考虑到这个预期可能很有价值。

如果要使用全身麻醉，麻醉师也应该在手术前检查患者肺功能。

### 步骤 3. 手术后出院计划

在没有进行手术前就计划出院似乎有点过早，然而，提前计划可以减轻过渡期的不适应。根据医院的政策和人员配备，出院计划可能由外科医生、楼层护士或社会工作者负责。

现在应该做出有关康复的决定。最理想的情况是在手术前花时间与协调出院或其他康复机构的负责人沟通。

### 步骤 4. 安排个人和工作事务

很少有人要住院进行手术而没有焦虑和恐惧的感觉。为了专注于手术，提前安排个人和工作事务，而不用担心家里有没做的事情，有人帮忙支付账单、照顾宠物狗、收邮件、并照料其他杂事。

### 步骤 5. 选择康复计划

如果预计手术后需要康复，最好在手术开始前就选择好最合适、最有用的治疗方式。康复将在本章后面介绍。决定哪些康复方案是最有益的，将有助于更快的恢复。提前规划将有助于确保健康保险足以支付预期的医疗费用。理想情况下，手术中康复有望成为恢复的主要部分，患者将在术前会见治疗师以仔细检查治疗计划和所需器材。

托马斯·布朗(Thomas Brown)是脊髓灰质炎后遗症患者,冬天他在冰冷的车道上跌倒。不幸的是,跌倒造成右侧髋关节骨折(他的右下肢受脊髓灰质炎的影响最大)。他被救护车送到当地医院,几乎马上就进行了骨折固定手术。六个月后,托马斯开始感到左髋剧烈疼痛。在脊髓灰质炎诊所咨询后,他被转诊到骨科医生处,并建议进行左侧全髋关节置换术。虽然托马斯过去偶尔有左髋疼痛,但当右髋骨折后,他变得更加依赖左侧所谓的好腿。多年来发展的左髋关节炎在跌倒后明显恶化。托马斯决定做手术,但首先要安排术后康复。当决定了去哪里治疗后,他与物理和作业治疗师见了面。物理治疗师认为托马斯在最初几周中需要使用步行器,然后会进步到使用手杖。他们给他配了一个步行器,并告诉他如何使用。作业治疗师给托马斯列出家中需要购买的设备清单,包括升高的马桶座和浴室扶手。有了这些建议的帮助,托马斯放心地准备即将到来的手术。托马斯做了髋关节置换术,并在十周内完成了康复训练。

## 二、手术关注点

我们已经知道,在进入手术室之前应该仔细讨论手术相关事项,如麻醉、输血可能性等。手术需考虑的其他因素包括患者在手术时的体位。某些有脊髓灰质炎病史的患者曾经接受过脊柱脊髓手术,背部可能有金属内固定物。如果术中体位不当,这些患者可能出现严重背痛。

即使没有进行过脊柱手术的患者,瘫痪也可能导致其骨骼变得脆弱,术中适当的体位非常关键。患者常常在麻醉后无意识,由外科手术团队摆放体位,有脊髓灰质病史的患者可以要求在他们仍然清醒时摆放体位,以避免不舒服或不当的位置。

## 三、术后早期恢复

再次强调,影响术后早期的许多问题应该在术前规划阶段进行讨论。这些包括确保恢复室护士知道有脊髓灰质炎病史的患者可能脱离麻醉很慢。因为脊髓灰质炎后遗症患者可能比其他人对疼痛更敏感,所以术后可能需要更多的麻醉药物剂量。许多术后医嘱以常规形式列出,并且仅由外科医生核对而没有考虑到患者的个性化需要,因此,在术前讨论术后的疼痛控制是有必要的。

此外,脊髓灰质炎后遗症患者可能由于不能有效地调节其体温而对寒冷特别敏感。许多人在恢复室醒来后抱怨严重不适、非常寒冷、颤抖剧烈。提前要求提供额外毯子或预热毯子可以帮助避免这种不舒服的体验。

## 四、康复

除了非常小的手术外,大多数接受手术的脊髓灰质炎患者需要术后康复。有四种基本类型:急性期住院康复、亚急性期住院康复、居家康复、门诊康复。

### (一)急性期住院康复

这是最积极、全面的康复方式。患者一旦从进行手术的医院出院,马上进入另一家医院(同一医院的康复部),他们在那里进行强化康复训练。训练有素的康复团队包括医生(通常是理疗师和其他医疗顾问)、康复护士、物理治疗师和作业治疗师、言语和语言病理学家、矫形师(假肢制造者)、假肢师（肢体制造者）、社会工作者、心理学家、职业顾问和娱乐治疗师。虽然大多数患者不需要所有这些服务，但是具备各类康复专业人员的团队具有明显的优势。

虽然这种安排比较理想，但某些因素可能限制了急性期住院康复治疗的进行。例如，医疗保险指南通常限制个人去这类机构。一般来说，只有那些接受复杂手术、预期恢复期长并且每天需要强化治疗的患者才在其范围之内。指南通常指出患者必须能耐受每天至少 3 小时的物理治疗和作业治疗。即使这种方案在一天中分开进行，许多人仍不能耐受每天治疗 3 小时，也许应用不同的康复项目效果更好。相反，对于预期不需要强化康复训练的患者，这种在医院环境中的治疗对其可能造成负担。另一个要考虑的是，虽然这些医院有精心组成的康复团队，他们可能没有设备来处理患者复杂急性的医疗问题，如需要使用静脉抗生素。

### （二）亚急性期住院康复

对于预计恢复期需要几周到几个月的患者，或者某些每天需要治疗但又不能忍受 3 小时以上的患者，这是一个合适的选择。对于在手术后需要大量护理的患者，或者在恢复期间可能没有人能在家给予帮助的患者，这也是一个很好的选择。亚急性期康复拥有急性期康复的大部分优势，但强度水平较低，可能无法提供现场 X 光和实验室设施等辅助服务。此外，亚急性康复中心虽然提供治疗服务，但可能没有充足的康复专业人员。这类机构常常位于急诊医疗机构的副楼或楼上，或设在养老院。

### （三）居家康复

居家康复是指医疗专业人员（物理或作业治疗、护士，医生有时到访）到患者家中并提供全部或大部分必要的护理。有人来帮助患者穿衣和洗澡、清洁房屋、甚至到杂货店购物等。

家庭护理常常推荐给由于临时或永久身体限制而不能离开家的人,应用越来越广泛,因为保险公司意识到家庭护理是提供护理的一种经济和可持续的方式。

家庭护理的缺陷是缺乏特殊设备。这可能包括训练设备、疼痛控制设备如超声、用于步态训练的平行杆或者用于制造支具的工具和设备。这些护理常常是间歇性的,使得患者没有持续的医疗监督。大多数情况下这样是合适的;但有某些患者需要全天护理。

### (四)门诊康复

对于从医院(手术或康复医院)向家中过渡或不再接受家庭护理的那些患者,门诊康复是理想的选择。许多人在手术后不久就出院,并直接进入门诊部。其他人先采用另一种康复方式,然后去门诊康复。适合门诊康复的患者是准备好更积极进行康复,并且能够自己穿衣、洗澡和独立移动(使用轮椅或一些其他类型的辅助器具)。

门诊康复的好处包括可以使用专门的设备和有多个治疗师。找到治疗脊髓灰质炎相关问题经验丰富的治疗师的可能性多于家庭护理,而在家庭护理中,分配常常取决于地理位置和调度问题。

门诊康复的限制是治疗频率和持续时间,通常每次持续30到60分钟,每周两到三次。也常给患者指派一些可自我进行的康复训练任务,称为家庭锻炼计划。即使治疗频率比其他康复机构少一些,但坚持自我家庭锻炼计划的那些患者可能进步相当快。其缺点是治疗师不能监督该计划,如果训练做得不正确,进度可能很慢。

　　无论某人是否患有脊髓灰质炎,除了危及生命的情况外,应该有预期和详细的计划来进行手术。在非紧急情况下,脊髓灰质炎后遗症患者不必排斥手术,而应该着手询问,有什么风险? 有什么好处? 如果收益超过风险,就要进行手术,详尽的手术计划可能会使整个过程更容易,且成功的机会也会更大。

(杨柳明　朱智敏　译)

# 第22章

# 补充和替代医学

　　补充和替代医学包括各种各样的治疗方法,例如针灸、按摩和草药,它们对脊髓灰质炎后遗症患者可能有用,也可能没用。美国国立卫生研究院把非传统医学政府机关的定义为:补充和替代医学是一个广泛的治疗资源领域,包括所有卫生系统、模式、实践以及其相关的理论和观念,而不是在特定历史时期中的政治上占主导的、特定社会或文化的卫生系统所固有的那些资源[1]。

　　虽然许多补充和替代医学治疗的价值没有得到证明,但这种疗法正在被广泛应用。每年花费数额达十亿美元,主要消费群体是患者自己而不是保险公司。毫不奇怪,围绕补充和替代医学存在相当多的争议。有些医疗保健专家认为这些治疗手段未经证实,无效并且可能有害。此外,他们认为补充和替代医学从业者的培训、许可和监管往往不足。反对者甚至认为这些从业人员为了钱通过提供很少的帮助来掠夺那些痛苦绝望的患者。

　　然而在医学界,补充和替代医学有其受人尊敬的支持者,他们的反驳观点为:传统治疗方法并不适用于所有人,补充和替代医学提供了合理的补充疗法,有时候是替代疗法。他们争论患有慢性或不可治愈疾病的个人应该有其他选择。对于那些认为传统医学界已经让他们失败或者只是想要一种更全面方法的人来说,拥护者声称补充和替代医学提供了合理的替代方案。这些争论不太可能在近阶段得到解决,所以脊髓灰质炎后遗症患者和其他人都对是否要尝试这些疗法而感到疑惑。

许多医生(也包括我自己)的哲学是一种折中方法。尝试传统治疗、补充和替代医学治疗似乎都合理,能得到最好的结果、最小的风险。与所有治疗一样,考虑尝试任何你能负担得起的治疗方法,可能会有帮助且不会受到伤害。第一部分很容易,如果你有能力负担治疗(或健康保险计划覆盖了治疗),那么费用不是障碍。这个观点的其余部分需要更多的思考。因为大多数补充和替代医学治疗没有接受如同许多(但不是所有)传统治疗接受的严格科学测试,所以常常难以确定哪些补充和替代医学治疗可能最有帮助、副作用最少。在本章中,我评论了一些脊髓灰质炎后遗症患者正在寻找的常见补充和替代医学治疗(表22.1中有更完整列表)。请记住,你正在考虑的任何治疗应该是负担得起、有帮助和安全的。

表22.1 补充和替代医学类别

| 类别 | 例证 |
|---|---|
| 推拿疗法 | 脊椎按摩疗法,颅骶骨治疗,按摩,反射疗法,指压按摩疗法 |
| 练习/运动疗法 | 太极,功法,瑜伽,亚历山大疗法,水疗疗法,普拉提疗法 |
| 物理治疗仪 | 声音(音乐疗法),光疗法,氧疗法,磁疗法 |
| 心身疗法 | 冥想,可视化,引导联想,生物反馈,催眠 |
| 营养疗法 | 特殊的饮食,营养补充剂 |
| 药用植物 | 草药疗法 |
| 全面的保健系统 | 中医药,印度式草药疗法,自然医学 |

注:引自 J. K. Silver, "Practice Management," State of the Art Reviews, 13, No.1, p.116, Philadelphia, Hanley & Belfus, 1999. 转载请注明

## 一、针刺疗法

针灸（针刺疗法）可追溯到公元几千年前，并且可能是已知最广泛和最常使用的补充和替代医学治疗。针刺疗法的支持者主张理由较为充分，因为这种疗法有效并已经存在了很长时间。基本理论来自中医的阴阳平衡。当出现不平衡时，疾病就是结果。针灸有助于恢复平衡。

针灸真实地描述了一系列程序，刺激身体不同部分以重新指导能量流，称为气。最常见的形式是使用一次性无菌针在特定位置穿透皮肤。针一旦刺入穴位，可以用手或产生电脉冲的机器轻柔操作。相当多的证据表明，通过刺激释放阿片样肽即身体产生的小化学物质，针灸可以有效地帮助减少疼痛感。

虽然针灸被吹捧在几乎所有已知的疾病和医疗状况中奏效，事实上它可能在某些情况下有帮助，而在其他情况下无用。在脊髓灰质炎后遗症患者中，针灸可用于控制疼痛，特别是肌肉疼痛。也可用于治疗肌腱炎、颈背部疼痛[2]。针灸会掩盖严重医疗问题的担忧基本上没有根据。如果存在这种情况（如未检测到的癌症导致的疼痛）针灸不会减轻症状。更有可能是患者将长期寻找针灸治疗的方式，且简单地忽略其无效的事实。

关于脊髓灰质炎后遗症患者使用针灸治疗疼痛，我的建议是首先要结合脊髓灰质炎医生的意见并讨论症状和关注点。依据诊断所需的检查听从医生的建议。考虑并最好尝试医生建议的传统医疗手段。如果依然感到疼痛，并且医生确信这种疼痛不是因为危及生命或残疾所导致的，这时再考虑尝试针灸。富有声誉的医生的治疗过程是安全的，但可能相当昂贵。

针灸可能在各种各样的医疗条件下提供帮助,但应作为补充而不是替代传统的医学治疗。针灸几乎可以在所有情况下与传统医学结合安全使用,例如治疗鼻窦炎和呼吸道疾病(如哮喘或支气管炎)。由于肌肉无力,针灸不适宜脊髓灰质炎相关呼吸问题的治疗,也不适用于睡眠呼吸暂停。可采用针灸单独或与其他医学疗法结合的方式,有效治疗各种成瘾,包括酒瘾和烟瘾。不能通过其他方法戒瘾的人应考虑尝试针灸。无论什么原因,请首先咨询脊髓灰质炎医生。脊髓灰质炎后遗症患者理想的使用针灸疗法方式为:在患者与监督的医生保持密切联系的情况下结合使用。

## 二、磁疗

合理证据表明磁性可以有效治疗脊髓灰质炎后遗症患者由于各种疾病引起的疼痛[3]。磁疗减轻疼痛的原理并不清楚。同样不清楚的还有磁场的适当范围、磁场的适当强度以及身体放置磁体的位置等。与针灸一样,磁疗也被广泛认可可安全使用。

## 三、手法治疗

手法治疗是涉及通过身体接触进行的治疗,如按摩和脊椎按摩操作。物理治疗师和作业治疗师也经常使用手法治疗。许多研究表明某些类型的手法治疗非常舒缓并可以帮助损伤愈合。然而,过于激进的手法治疗可能极其危险,并且已经出现由此导致了严重瘫痪的案例。

对手法治疗缓解疼痛感兴趣的脊髓灰质炎后遗症患者应首先咨询医生,如果可以开始,他们应该向信誉良好的医疗机构寻求治疗。温和手法治疗的严重损伤风险性极低,但是无论治疗是否温和,脊髓灰质炎后遗症患者不应该允许任何人强行按摩其脊椎。由于肌肉无力和局部广泛的骨质疏松,即使轻微按摩脊柱也可能在脊髓灰质炎后遗症患者中造成灾难性后果。然而,对脊柱周围肌肉的非常轻柔、持续的颈椎牵引或轻柔的按摩却是比较合适。

## 四、草药和其他自然疗法

普遍观念认为源自草药和其他天然产品的药物比实验室中开发的药物更好。一些药物可能是真的,然而,许多草药和其他自然疗法对医疗状况提供的解决方案不仅不充分,也可能是危险至极。要了解天然产品如何构成健康威胁,可联想起童年不要吃蘑菇的警告:虽然大多数蘑菇完全可以安全食用,甚至有营养,一些则是致命的。显然,任何人都不可能销售已知有毒的草药,但是没有处方的自然疗法可能没有经过处方药所需的严格检查和许可程序。此外,天然草药与处方药物或与其他天然草药的组合,也或许是危险的组合。例如,草药疗法银杏与处方药香豆素结合可能致命,因为两者都具有抗凝的作用。

再次告诫,如果你正在考虑任何自然疗法,最好和你的医生说明。但是请注意,医生可能不了解非处方药草。对这些产品没有进行太多科学研究,此外,医学院校通常不教医生这些治疗。对于想要向医生咨询自然疗法的患者来说,这可能令人沮丧,但是医生可能也无法提供与更传统疗法相同的知识建议。记住,补充和替代医学治疗有若干方法,但可能缺乏关于其功效和风险的信息。随着补充和替代医学治疗应用越广泛并进行了较好的研究,肯定将会提供更多相关的信息。

　　总之,补充和替代医学治疗可能给脊髓灰质炎后遗症患者提供了更多选择,但对于患者来说应该是安全、有效果且负担得起的。未来可能会有更多被证实的补充和替代医学治疗,但其中一些治疗可能会因为被证实无效或危险而淡出人们的视线。如果你正在考虑补充和替代医学治疗,请先咨询医生!

(刘利军　宫慧明　译)

# 第 23 章

# 营造安全、舒适的生活环境

舒适、安全、便捷的环境对每个人都很重要。脊髓灰质炎后遗症患者的环境应该考虑到其节约能量、并尽可能独立。创建一个可以使脊髓灰质炎后遗症患者健康成长的环境,需要仔细斟酌并考虑每个人的具体需求。

在对改善环境的潜在成本感到气馁之前,请记住现在继续阅读不会花费什么。本章将提出经济性地改变环境以及获取资金支持方面的资源的方法。考虑以下问题:你能够在住宅中完全独立地移动而不会感到疲劳或害怕跌倒吗?因为难以接近或者只是太麻烦了,你就尽量避免去某些(甚至是自己家里)地方?你是否担心不能继续现在的职业?如果在休闲时移除物理障碍,并且可以去你想要去的地方,你会感到开心吗?如果你有更多能量并更容易移动,你是否会感觉更好些呢?如果你在不寻求别人帮助的情况下,而且不需要多少努力就能操作设备,你会觉得更独立吗?本章为解决这些生活质量问题提供了一个起点。

## 一、进行改造并找到帮助

试图决定对环境进行什么样的改造是最有益的,需要长时间和仔细的规划。考虑是否更容易、更具性价比地搬入更新、无障碍的住宅,而不是对你目前的房屋进行大范围的改造。工作场所常常更难进行个性化改造,但常常可以采取一些简单的步骤使工作环境更安全、更便捷。

在做出任何你想做的决定之前,请考虑获得一些专业帮助。专门为残疾人建造或修缮住房的建筑师和承包商常常会与你会面并提供建议,而不收取费用或收取最低费用,具体费用取决于寻求建议的程度以及是否最终聘请他们从事工作。警惕那些登广告说自己是残疾人环境改造专家的人,有些可能是,但不是全部。索要感到满意客户的姓名和电话号码,并且看看改造专家为他人做的工作或提供的相关的照片。

为了得到真正有帮助和客观可靠的建议,请询问医生与具有家居改造专业方面经验的物理治疗师或作业治疗师,一起安排家访(相关顾问咨询费用可由您的健康保险提供者支付)。大型康复医院也有辅助技术部门,致力于为残疾人提供最新、最先进的技术。向这些健康专业人士(可以由医生预约)咨询非常有价值,并且可能再次由健康保险提供者买单。在收集信息时,请查阅地方、州、联邦机构、老年人和残疾人倡导团体以及致力于残疾问题的专业出版商提供的图书和其他资源。

## 二、财政资源

如果你有能力去改变你现有的家庭或工作场所,那当然很好,然而,如果这些迫切需要的改造超出了你能接受的价格范围,请考虑表 23.1 中的一些建议,以确保必要的资金。

**表 23.1 为家庭、工作单位改造的财政援助资源**

您所在州的职业康复部门

地方、州和联邦住房机构、退伍军人管理局

老年人管理局

医疗保险及医疗补助

非营利性消费者、游说团体、民间团体

当地脊髓灰质炎后支持团体

注：可用的资源将根据不同的组织或机构、地理位置和个人的具体需求和资格而发生相应的变化

不同的地方、州和联邦机构帮助残疾人和老年人融资新房或改造现有住房。非营利组织的消费者、游说组织和民间团体也是宝贵的资源。例如国际仁人家园、扶轮社、圣地兄弟会、狮子会、教会、犹太教堂和其他宗教组织。特殊情况下，脊髓灰质炎后支持团体还可以向脊髓灰质炎后遗症患者提供贷款和捐赠[1]。一些银行还提供低息贷款用于购买辅助技术或融资住房改造。在预算成本时，要考虑美国国税局允许的扣除额。一般来说，由于医疗原因购买的专用设备可以扣除。当然，保持准确记录至关重要。因此，为了保留任何高额花费项目所需要的文件，你需要保留所有收据，并要求你的医生向你发送病情需要报告。你也可以向会计人员查询，以确保符合美国国内税务署指南。

### 三、改造——概述

本章中提出的改造建议旨在完成以下内容：

1. 创建一个你可以最省力并且轻松移动的环境。这样降低了能量消耗，并且通常使得你做需要或想做的事情时更加愉快。

2. 营造一个安全的环境以降低跌倒和遭受严重损伤的风险。

为了实现这些目标,需要认识到许多小任务和不便消耗了你的精力和力量的事实。因此,真正改善环境的唯一方法是仔细观察各个部分,看看它们如何影响整体布局。在改善移动性、降低能量消耗和确保安全性方面,微小的变化可以产生很大的差异。

本章中的建议就是这些。并非一切都能适用于每个人。这里提出的想法仅仅是为了鼓励脊髓灰质炎后遗症患者探索开发出使他们生活的环境更容易通行的选择办法。这里介绍的材料需与第 14 章和第 16 章中的材料相结合。

## 四、常规的家庭技巧

每个人的理想家园都不同。传统上,为适应残疾个体而已改造的家庭因类似医院环境而受到批评。本章的重点是如何利用许多不同的选择办法,这些办法是、也可能不是专门为残疾人设计的。我们所有的工作和生活环境正在技术上变得越来越先进。每个人都有机会以更少精力做更多的工作。改善脊髓灰质炎后遗症患者的环境可能仅仅意味着利用公众广泛使用的一些最新消费产品的优势。

我经常对大家提出的建议之一是坐着洗澡。脊髓灰质炎后遗症患者站立比坐着洗澡要额外消耗能量。此外,淋浴环境是造成跌倒的主要场所。因为我们都是习惯性生物,当给患者建议要考虑坐下来淋浴时,我经常遇到很大阻力。以下是我听到最常见的反应:①我洗淋浴时间非常短暂,所以我不需要坐着;②我一直站着淋浴,别以为我会改变;③我淋浴时从来没有跌倒,为什么要改变?

　　我的反应总是一样：如果站着淋浴对你很重要，那么继续这样做吧。但是，如果站着淋浴不是真正给你带来快乐的话，考虑坐下来。我举个例子，我儿子八岁，一直坐着淋浴，因为所有建在我们社区的房子都有坐位淋浴（我们地区目前的趋势是在建筑中安装淋浴与座椅，成本不超过传统淋浴并且座椅为业主增添了便利）。虽然我儿子没有理由要坐着，但他和朋友一天跑来跑去，发现这样使他放松。如果我问他是否意识到有些人在站着洗澡，他可能会用古怪的表情看我，并假定我谈论的日子早已远去。

　　我的观点是，许多项目的设计使我们更舒适，让我们放松和节约能量。脊髓灰质炎后遗症患者应仔细考虑可用的设计选项，不要因为它们是新品或不同而拒绝。应当承认，坐下来洗澡虽然只会节约少量能量，但是要记住，这种使用多种方法而产生的累积效应才能改造自身环境。

　　当开始考虑改造或定制你的居室时，你需要从基础开始[2]。门应该有多宽？电源插座和电灯开关应该在哪里，以便轻易地找到？房间的布局如何布置会较为便捷？从一层升降到另一层，你应该安装电梯或楼梯电梯？这些和其他问题的答案要取决于你是否能走动或使用轮椅、代步车。门道应足够宽以允许轻松通过。房间应该足够大、并足够整洁，你就可以较为便捷地移动和改变方向。电源插座和照明开关应处在合适位置，便于你在不低头、不弯腰或不超过头顶的情况下操作。开关或摇臂灯开关容易打开和关闭。带有调光器的照明灯允许你在不使用多灯或顶灯的情况下控制光量。杠杆门把手可能比传统门把手更容易使用。环境控制单元允许你执行多种功能（例如开关电视、收音机、灯光、开锁门、向另一个房间的人发信号等）。楼梯升降机适用于居住在多层住宅中并有跌倒风险的人。虽然改造它们较为昂贵,但是可能比移动更经济。

没有一个适合每个人的、一成不变的方式,因此,花时间考虑什么方式将最大程度帮助你,并在规划阶段寻求专业人士的建议至关重要。

## (一)入口和出口

出入口应该是方便和安全的。在恶劣的天气条件下,理想的是车棚覆盖走廊通道或将车库连接到房屋或办公室门口。地面应逐渐倾斜允许排水,坡道也有必要。一般对于电动轮椅或代步车来说,出入口需要 1 英尺高、12 英尺(1 英尺 = 30.5cm)长。因此,如果要进入的建筑物高于地面 3 英尺,则需要 36 英尺的坡道。所有楼梯应配备至少一个坚实牢固的栏杆(有时两侧都有栏杆更方便)。通往邮箱、花园或庭院的路面最好是平整的。车库或汽车的便携式开门器可使操作方便、容易使用。

## (二)厨房基础要素

厨房是造成烧伤、跌倒、切割伤等许多伤害的场所。尽管有一些危险因素,但它常常是家的聚焦点,每个人在那里会花很多时间并乐意与朋友和家人一起做饭和交谈。因此,使厨房安全、方便、舒适是首要任务。

第一个问题是厨房里有多少机动空间?是否可以重新布置地板,以便更容易进入烹饪、进餐和洗碗区域?接下来考虑存储区域。橱柜和抽屉应处于可接近的位置,不用伸手去够或弯腰即可触及。一些内置的工作台有宽大的柜台悬壁结构,可允许停下轮椅坐着工作。拉出式架子和柜台可提供更多的可用空间,并且在不需要时可以收好。下面有开口的水槽和烤架是坐着做家务的理想地方。在高温表面上工作需

要非常小心，一定要避免热的食物溢出，否则坐下时可能会有
危险。

家电有很大差异，考虑购买具有自清洁功能的设备（自
洁烤箱或不需要除霜的冰箱）。并排式冰箱、冰柜组合常常比
顶部型和底部型更容易使用。电炉比液化气更安全，因为没
有明火。交错安排炉灶有助于避免触到后面炉灶时被烧伤。
请记住，灶具前面的燃烧控制器很容易控制，开关时不需要越
过炉灶，但这也更容易让儿童打开。安装在炉子上的反射镜
可连续观察后面的灶具，检查时无需进行伸展性动作。壁式
烤箱的位置位于眼睛水平较为理想。

### （三）浴室基础要素

浴室由于地面光滑、坚硬，是导致许多严重损伤的另一个
地方。因此，浴室的主要目标是安全和实用。首要考虑是布
局和平面图。无障碍常常是一个问题，如果浴室太小，可能需
要建一个较大浴室，或将现有的房间转换成浴室。浴室因具
有意想不到的无障碍问题而"臭名昭著"，所以要确保在开始
之前有足够的空间能进出，在里面可用轮椅转身。如果你现
在不使用轮椅，但正在设计一个浴室，那么需要想办法使它足
够大以便将来适应轮椅。即使你不需要额外的空间，别人也
许需要。

接下来考虑水槽空间。理想的情况是水槽应该允许患者
坐下来进行梳洗，无论他们是否使用轮椅。梳洗耗时，坐位梳
洗则是一种较为简单的方法，节省能量并且防止可能导致跌
倒、持续严重损伤、过度使用造成永久性的力量损失的肌肉疲
劳。水龙头应该触手可及（长柄和杠杆式手柄便于使用），镜
子应该放在坐位与眼睛水平一致的地方。灯开关、插座、巾架
和肥皂盒都应放在便捷之处。

所有厕所都应该安装专业扶手杆（不是毛巾架）以辅助起坐，提升马桶座高度也减少了所需的总能量。壁挂式坐便器允许轮椅靠近座椅操作而避免撞击基座，从而有助于从轮椅转移到便桶。

浴缸和淋浴设备因为表面坚硬、光滑，本身就是危险的，因此建造一个安全的沐浴环境非常必要。幸运的是，一些改造可以大大减少沐浴时跌倒的风险。例如，浴缸长椅和淋浴座椅，它们也为站立时容易过度使用的腿部提供缓解。可以策略性地放置扶手杆以帮助平衡和转移。手持式水龙头可用在难以触及的地方。对于出入浴室需要更多帮助的人，电梯的几种型号可供选择。浴缸和淋浴地板表面应平整，并覆盖防滑材质。

## 五、办公室基础要素

创建安全和富有成效的办公环境在提高效率、减少疲劳和提高整体工作质量方面可带来巨大收益。雇主对办公效率的兴趣使其对可使许多人更容易做工作的廉价设备产生了需求。尽管这些设备大部分不是为残疾人专门设计的，但它很容易获得，并且脊髓灰质炎后遗症患者很容易适应。多少设备和哪种设备取决于任何特定工作的具体情况。然而，专门处理办公室工作的一般准则可能在工作现场和家庭办公室中都很有帮助。

为了设计高效和多产的工作空间，首先要考虑座位。理想的座椅应该舒适、可调、有坚固的靠背和扶手。如果需要，应该把脚稳固地放在地上或脚凳上（脚凳并不理想，因为可能绊倒和磕碰）。座椅和办公桌都应该方便定位，以减少升降的次数。

接下来评估工作桌面。它应该位于一个在进行读取、写作、使用计算机等动作时较为舒适的高度。办公用品应在提供器材设备处（这些设备可减少手臂、颈部疲劳）提前配备完善，设备包括前臂支架、书架、倾斜的书写板、计算机复印机架（放纸的文件架在眼睛水平）以及电话耳机或扬声器电话。

对于那些热衷计算机的用户，语音激活文字处理软件已经大大改善。花时间学习使用这个软件的人可能会觉得收获颇丰。

## 六、社区和长途旅行

通用设计的概念意味着环境的设计可使得所有人（无论他们是否有残疾）都可以在没有适应改变的情况下自由活动。这是一个理想的环境，正如大多数脊髓灰质炎后遗症患者所证明的那样，它很少存在。为了在社区和长途旅行中进行导航，通用设计有助于为障碍和意想不到的障碍物做好准备。

首先需要决定如何出行。该模式将根据脊髓灰质炎后遗症患者的力量、移动性和偏好而变化。无论个人是否走路，使用轮椅或代步车，或驾驶汽车，一些基本提示可以通过减少疼痛、减少疲劳、减少可能过度使用的肌肉，使得出行更容易、更愉快。

考虑手动和巡航控制的驾车旅行。这两种选择对于腿部明显无力的个人有用。记住，驾驶涉及长时间、广泛的肌肉收缩，并且可导致肌肉的过度使用。手动控制不适合所有人，然而对于脊髓灰质炎后遗症患者，可以显著减少疲劳和腿的过度使用。巡航控制对在高速公路上开车的任何人是一个很好的功能。残疾人停车板或标语牌使患者能够在目的地附近停车。残疾人士泊车许可证可在机动车辆的本地登记处取得，一般包括填写表格及取得医生签名。

## 七、辅助技术

辅助技术领域正在迅速发展，并且专注于向残疾个体提供使其功能最大化的产品。这些产品可以是市售或为用户定制设计[3]。

我所在医院的辅助技术部门有物理治疗师、作业治疗师和言语治疗师，员工掌握了有关最新产品的大量知识。我把人们介绍给这些部门有很多原因。有时他们想学习使用语音激活计算机软件，或者他们想要一种部件，允许通过简单开关或语音命令控制家电。脊髓灰质炎后遗症患者可能需要一个手持设备，允许他们控制房间的恒温器、照明、电视和收音机或开关家门。

辅助技术领域正在迅速扩大和变化。了解更多的最好方法是去你所在地区、有辅助技术部门的大型康复医院。如前所述，医疗保险可能涵盖了某项评估（尽管可能不包括产品）。

（王玉明　王雅哲　译）

# 第 24 章

# 保险和伤残补贴

脊髓灰质炎在 20 世纪上半叶流行时,医疗保险是罕见的。许多脊髓灰质炎患者依赖小规模的脊髓灰质炎政策(一种专门指定照顾脊髓灰质炎患者的保险政策)或国家资助的脊髓灰质炎基金会。其他人基本放弃治疗或选择自己支付。几十年后的今天,我们大多数人依靠医疗保险来支付大部分医疗费用。许多书籍讨论应该如何分配医疗资源和谁应该支付这些资源的话题,在这里我们不处理这个问题。相反,下面的建议意在成为健康保险方面的有用指南,不管你是否有托管服务或一些其他类型的保险。

医疗行业在不断变化。今天提供的健康保险明天可能不复存在。然而,无论保险是由政府、雇主资助还是个人支付,了解一些简单的指导方针可能还是有帮助的。

1. 当你选择健康保险时,不管宣传册或保险公司代表如何宣传,要认定如果你付出更少得到也更少。医疗保健是一项业务,与任何行业的原则相同。如果你买了大众汽车,绝不可能把奔驰车开回家。

2. 当你评估保险福利套餐时,必须核实要通过哪些渠道获得。例如,如果正在考虑的健康计划提供了无限制的物理治疗上门服务,为了享受这些福利你要确定需要经过哪些审批流程。好处常常似乎是无限的,但实际上有人在幕后掌管相应的审批条件。

3. 如果需要转诊去看专家医生,需要提前咨询医生以获得这些转诊流程。如果有困难,你应该考虑更换医生或改变健康保险计划。有些健康保险是限制性的,即使是住院医生也不能让公司支付服务费用。尽管这个过程中医生自己也可能被拖垮,请相信你就是医生们不遗余力帮助的人之一。换一个限制较少的健康计划可能是获得所需福利的最简单的方法(有时是唯一的方法)。

4. 不要因为一点微小的好处动摇。许多计划提供一些优惠是为了让人更换保险。与收到保险公司限制或未被覆盖的其他利益相比,这些优惠常常非常低廉。例如,最初听起来很吸引人的一个常见的优惠是保险中包含眼镜。虽然开眼镜处方可能很贵,但它们比康复服务便宜得多。请记住,一次物理治疗出诊常常会比开眼镜处方花费更多。健康保险公司足够聪明地知道,如果他们可以让人们签署虽然微小但诱人的优惠并限制昂贵的康复福利,那么他们可以赚钱,然而脊髓灰质炎后遗症患者经常迫切地需要康复福利。

5. 仔细审查所有的康复福利,包括住院、门诊和家庭服务式的物理治疗、作业治疗、言语治疗。治疗服务是否有限制吗,治疗服务是否仅在某些设施中进行,检查所涵盖的支具和矫形器(常常被列为耐用医疗设备或硬件)。审查急性、亚急性康复医院服务的覆盖面对于脊髓灰质炎后遗症患者至关重要。

最后但较为重要的是,确保你可以访问知识渊博的脊髓灰质炎医生以及其他可能需要服务的专家,例如肺病专家、骨科医生。

### 残疾和工作

总的来说,脊髓灰质炎后遗症患者是坚定、充满活力和勤奋的。因此,当个人由于脊髓灰质炎后遗症或其他健康问题而面临残疾加重时,决定选择另一种职业或完全停止工作并不容易。脊髓灰质炎后遗症患者珊妮·罗勒(Sunny Roller)写道:患有脊髓灰质炎的我们在成长过程中,我们的医生对脊髓灰质炎的后期效应不够了解,关于职业选择不能提醒我们。我们根据当时的兴趣和残疾水平选择我们的专业和职业。我们中许多人从来没有想过,要在接近所选择事业的顶峰时,我们还需要适应不断变化的劳动力市场趋势和脊髓灰质炎的惊人影响,我们没有安排替代计划[1]。

不幸的是,正如罗勒所说,许多脊髓灰质炎后遗症患者正是在其所选择事业的顶峰时必须面对这个艰难的决定。在某些情况下,他们能够继续当前的工作,尽管有调整。对于大学教授,减少课堂工作量和语音激活文书处理系统可以做到这一点。对于桥梁检查员,避免攀爬和举起重物可能就足够。对于护士,从医院病房转换到行政位置仍可能工作。对于开车往返于商店之间的食品生产主管,将布置陈列工作分配给下级员工,并且为汽车配备手动控制装置,就可以使工作得心应手。这些例子举不胜举。

然而,调整工作往往说起来容易做起来难。不愿意接受的雇主可以很容易地阻止脊髓灰质炎后遗症患者改变他们的工作状况,不得不继续在相同或相似的位置上工作。如果大学教授的雇主拒绝减少课堂教学时间,或者需要爬梯子和举重物体的桥梁检查员面对被解雇怎么办?如果产品主管没有下级员工帮助布置陈列,或者护士无法找到行政职位,该怎么办？尽管1990年签署的《美国残疾人法案》显示了良好的关爱目的，但现实情况是，它只规定了合理的便利条件。对于残疾人在工作中受到的不公平待遇问题，法律仍然常常不能解决，即使是这样，可能涉及数千美元的法律费用和要等好多年，法院系统才能执行。即使案件最终提交法院，合理便利条件的概念意义已经不大了。

一些脊髓灰质炎后遗症患者可能发现，即使他们的雇主愿意提供维持有价值雇员所需的一切便利，他们的工作情况也难以管理。例如在上面的示例中，人们由于疲劳可能根本不能工作所需的小时数。他们的通勤可能太长，或者他们可能很疼痛以致不能有效地工作。在这种情况下，可能要强迫患者放弃当前职位，或面临残疾加重，或被解雇，或被迫辞职。那么，要决定是退休或是找到一份要求不高的职业。

任何从一个职业转向另一个职业的人都知道，最初的决定和过渡是最困难的。然而，一些脊髓灰质炎后遗症患者可能会找到一种相对容易的方式转移到另一个职业。例如，花了一生时间进行教学的大学教授可以选择做自由撰稿人、辅导老师，或偶尔教成人教育课程。桥梁检查员可能在办公室中能够做一些兼职的咨询工作。虽然这些在待遇方面可能不会相等，但它们可能是值得追求的备选方案，以便保持活力并获得酬金。此外，有些人还会有机会学习一种全新的技能。桥梁检查员可转向咨询工作，他可能想要了解计算机如何操作、并找到通过电话向计算机用户提供技术支持的工作。

对职业咨询和再教育感兴趣的残疾人，可以联系其所在州的职业康复部门。职业康复是由联邦政府和州政府共同资助的，其办事处一般都列在州政府服务的电话簿上。在情况介绍和评估之后，这些机构将提供职业咨询，并常常支付所需的课程和设备,使残疾人能够得到另外一份工作,还可提供在职培训和在职协助。与任何政府机构一样,该过程可能耗时但是非常值得努力。

对于无法继续工作并维持经济独立的脊髓灰质炎后遗症患者,可选择申请社会保障补贴。这一决定虽然令人心痛,但对脊髓灰质炎后遗症患者来说是一种可行的方法,有时是最合理的方法。它需要来自治疗医师的支持,其可以证实申请人的诊断和随后的残疾,不过该过程可能耗时费力。对于那些无法继续工作的脊髓灰质炎后遗症患者,他们有社会保障补贴常常是理所当然的,尽管不一定是首次尝试。

露丝玛丽·马克斯(Rosemary Marx)是一名患有脊髓灰质炎后遗症的护士,她描述了无法在所选职业工作后申请社会保障补贴的情况:"我两次被拒绝,为了获得补贴,我不得不雇用律师,在法官面前出庭。这对我来说是一个非常紧张的时刻。我对不能工作感到内疚和痛苦,我觉得我不得不寻求帮助。"从最初申请补贴到获得批准,露丝玛丽总共花了十个月的时间。当终于获得批准时,她的情绪非常复杂:"我虽然得到了补贴,但有一份书面文件确认我是永久性残疾,这是非常令人沮丧的事实。我第一次大哭了一场[2]。"

## (一)社会保障残疾补贴

联邦政府残疾项目分为两大类。第一类是社会保障残疾保险,具备这一资格的条件包括:个人丧失劳动力,有工作经历,借此发展信贷,并通过社会保障残疾保险资助为联邦保险捐助条例税收做出了贡献。需要提供来自申请人和医生的大量文件,可以证实个人完全永久性残疾的相关证明(联邦项目不包括部分或短期残疾的资助）。医生的这份文件至关重要。

　　乔·卡尔森（Joe Carson）是一名 55 岁的脊髓灰质炎后遗症患者，他在同一家公司担任唱片店经理超过了 20 年。他在四十多岁的时候发生了脊髓灰质炎后遗症，腿部逐渐失去力量。他经常性地在客户面前跌倒。乔还有严重疲劳，这使他很难做文书工作，特别是在下午。乔去看脊髓灰质炎医生，医生认为他有脊髓灰质炎后遗症，但没有支持他提出的残疾文件的判定。不幸的是，乔无法继续高要求的工作，并大幅度减薪、降职。他更换了医生，新医生支持他关于残疾的判定。乔很幸运，他有私人商业残疾保险，也有资格参加社会保障残疾保险。然而，乔的私人保险基于他 80% 的薪水，他被迫以较低工资工作的事实影响了他每月收到的薪金数，因为现在他不再做以前的工作。

　　这个例子说明有一名了解脊髓灰质炎和脊髓灰质炎后遗症的医生是多么重要，他们同情和了解有关残疾的问题。然而，没有医生会考虑每个脊髓灰质炎后遗症患者都是残疾补贴的自动候选人，必须权衡许多因素，包括个人当前和以后的健康状况以及有关工作的需求。对于特定的人可能还包括其他因素，例如上班通勤时间长短，另一个成年人的存在对家庭的经济贡献等。举例来说，如果患者与妻子住在一起并能够在经济上支持他们，兼职工作对他来说可能比完全停止工作更好。但如果他没有其他经济来源的支持，兼职工作可能不能提供足够的收入。这些都是脊髓灰质炎后遗症患者及其医生在正式提交残疾补贴之前需要讨论的注意事项。
　　第二个联邦项目是社会保障收入，由一般税收基金资助。

该计划与社会保障残疾保险类似,需要证明残疾(要提供病历复印件,有时根据机构的要求进行身体检查)。社会保障收入与社会保障残疾保险不同之处在于没有发展信贷的要求,相反,个人必须在有限的收支表格上显示出对经济的需求。

正如露丝玛丽·马克斯的情况,第一次申请时往往不能得到补贴。有一个申诉程序,按照流程操作可能要花费几个月。擅长残疾问题的律师可能有帮助。作为医生对申请各种残疾补贴的人进行身体检查,我发现真正有残疾但被拒绝补贴的绝大多数人只是没有为该过程做好充分准备。提供有关残疾索赔要求的信息是有必要的。成功的申请人充分准备并提供可靠和完整的文件以支持他们的索赔。表24.1列出了需要收集用以申请社会保障残疾保险的信息。可以用社会保障免费信息电话进行咨询。

**表 24.1　申请社会保障收入所需的文件**

病历(包括原始脊髓灰质炎的描述、新出现的限制、目前的功能水平和脊髓灰质炎后遗症诊断)

社会保障卡或号码记录

年龄证明

过去十五年的工作经历证明(包括雇主的姓名和地址)

收入证明,包括 W–2s 或联邦报税表

## (二)其他残疾补贴选项

联邦资助的政府项目只适用于完全、永久性残疾的个人。私人或雇主购买的商业性残疾政策差别很大。许多涵盖短期或部分残疾保障。任何具有这种类型政策的脊髓灰质炎后遗症患者应仔细检查,以确定提供哪些利益。

某些州也有残疾保险计划。通常,它们由雇员提供资金,通过扣除部分工资缴纳保险费。根据向基金捐款的数额分配抚恤金。

操作健康保险和残疾保险的问题从来都不容易。甚至卫生保健行业的专业律师和人才,也经常因为改变法规和规则而感到困惑。不可能了解这些不同保险的每一个细节;目标统一都是获得特定个人需要的任何保障。要做到这一点,需要专业医生的帮助,如果有必要,他可以帮助指导医护和记录残疾状况。还可能需要聘请专门从事与残疾有关问题的律师。脊髓灰质炎后遗症患者也可与当地的支持小组一起核对其地理区域的具体建议和信息。

（王玉明　王雅哲　译）

# 第 25 章

# 性和隐私

　　患者在就诊时谈到的事情通常很少令我感到惊讶,然而不久前,我遇到了一个有严重医疗问题的脊髓灰质炎后遗症患者。他的问题清单如此之长令我无所适从。我按通常程序进行,以便找到切入点。我问他:"我做什么可以帮助你?"我希望他回答让我帮助他继续行走或者疼痛不能忍受时需要缓解,甚至帮助他继续建筑业工作。相反,他回答说:"我想让你帮助改善我的性生活。"这样一个面临失业、几乎不能行走的男人,甚至每个动作都严重痛苦到扭曲了他的脸的男人,他最想要的怎么会是拥有更好的性生活?这对我来说是一个警钟。我当场认识到,对于有问题来寻求医疗咨询的患者,我需要把性功能和隐私话题作为优先考虑。

　　对于医务人员,提出性功能和隐私话题如同在雷区行走。对于某些人来说,询问他们的性生活是受欢迎的;但对于其他人来说,这是对他们隐私的粗鲁侵犯。遇到几次上述情况之后,我开始对脊髓灰质炎后遗症患者的隐私和性关系感兴趣。我想知道有多少人需要医疗咨询但没有机会询问,或者只是因为太尴尬?脊髓灰质炎后综合征如何影响患者身体上的亲密关系?

我也想知道我和其他医务人员如何同患者讨论这些重要的话题。我们应该如何提出话题？提供医疗建议和侵犯个人隐私之间的界限在哪里？我们可以提供什么有帮助的建议和治疗？自从开始探索这些问题，我对脊髓灰质炎后遗症患者身体上的亲密话题进行了一些研究。此外，我把这方面内容作为在诊所中脊髓灰质炎项目的正式部分。我尽量在整个过程中尊重患者的隐私，只有得到患者同意才对其进行干预。

## 一、消除关于性的谬论和成见

性和性关系这一类术语在本章中将特别用于描述生殖器的接触，隐私将更普遍地用于描述两个成年人之间身体关系的各个层面。在其他情况下，隐私这个词也有亲昵行为的意思，可以描述两个人之间的情感联系，但在这里它将应用到两个人之间的身体关系。

当决定在这本书中涉及隐私和性关系时，我意识到这是一个困难的话题。首先，许多人在讨论或阅读这一话题时会感到很尴尬。第二，谬论和成见很普遍，它们可能会阻止人们阅读这一章。第三，很少有关于脊髓灰质炎后遗症患者的性行为和衰老研究刊出。然而，我从自己的临床实践中知道许多患者关注这一领域，并存在问题。

最普遍的谬论之一是衰老的人随着年龄增长逐渐脱离性生活，这对于大多数人来说显然不是真的。研究表明，性行为随着年龄增长持续，在人们的生活中发挥重要作用，甚至到七十几岁、八十几岁和九十几岁[1]。这种谬论部分起因于长期以来绝经后对性行为无兴趣的固有观念，以及随着年龄增长对性行为继续感兴趣的"老色鬼"观念。对于某些人来说，对亲密和性关系的渴望可能随着年龄增长而改变甚至消失，但对大多数人而言，这种欲望仍然是他们生活的重要部分。谬论和成见毫无意义，事实上可能对渴望亲密行为但因渴望而感到羞耻的那些人反而有害。

夏洛特·埃利奥普洛斯（Charlotte Eliopoulos）是性与衰老方面的权威，他对这些谬论提出了一些深刻见解：多年来，性行为是我们国家主要的谈话禁忌。在大多数圈子中，有关这个自然、正常过程的讨论和教育会被阻止和避免。关于这个问题的文献很少，常常被锁起来严密保护。对性感兴趣被认为是罪恶和非常不恰当的。人们不愿意接受和明智地面对人类性行为，这导致了许多谬论蔓延，无知和偏见的持续存在，性被定位在庸俗的地位[2]。

鼓励人们接受身体上的亲密行为对于衰老是可以接受甚至至关重要的部分，无论其是否有残疾都是有益的。那些被爱和慷慨地在身体亲密程度上回报爱的人，给他们和伴侣的生活增加了无法估量的财富。

## 二、疾病和衰老的影响

许多疾病可以影响男性和女性的性功能[3]。表25.1列出了一些更常见疾病及其可能的影响。有时甚至比疾病本身的影响更严重的是慢性疾病对一个人的兴趣和动机的心理影响，包括与所爱的人保持身体上的亲密关系。我不是要轻视许多疾病对性功能的真正影响，而是指出每天与慢性疾病作斗争可能消耗着身体和情感，使人们对性行为的兴趣减弱。通常当人们说想做爱时，他们真正的意思是希望有欲望和精力发生性行为。有时，慢性疾病患者利用其所有能量来战胜疾病（看不同医生、尝试多种治疗等）。我绝对不建议在患病的任何时候放弃寻求最先进的医疗服务,然而,无论他的健康状况如何,注重生活质量对于抗击任何疾病都至关重要。这些问题可能涉及或不涉及任何特定人们的亲密关系。我的意思只是简单地鼓励人们花时间提出亲密的话题,如果这对他们很重要并能提高他们的生活质量。

表 25.1　可能影响性功能的身体状况

| 男性 | 大便失禁或尿失禁 |
|---|---|
| 　动脉硬化 | 心血管疾病 |
| 　帕金森病 | 痴呆 |
| 　前列腺问题 | 抑郁症 |
| 　影响脊髓或末梢神经根的脊柱 | 糖尿病 |
| 　问题 | 高血压 |
| 女性 | 生殖器感染 |
| 　雌激素水平降低 | 多发性硬化 |
| 　子宫脱垂 | 呼吸道疾病 |
| 男性和女性 | 卒中 |
| 　酗酒 | 甲状腺问题 |
| 　关节炎 | |

## (一)药物及其效果

很多药物能以某种方式改变性功能[4]。一些副作用可以减少性欲或性冲动,导致难以维持勃起、阳痿,或具有相反效果并导致持续的疼痛勃起、阴茎异常勃起或性交疼痛。表25.2 列出了一些可能有副作用、影响性行为的常见药物。无论使用什么药物,都应对其益处与副作用进行权衡。即使药物可能影响性功能,但它可能仍然值得服用。药物的使用变化或中断药物应与开处方医生提前讨论。

表 25.2　部分影响性行为的药物

| | |
|---|---|
| 乙醇（酒精） | 肼屈嗪 |
| 苯丙胺 | 羟嗪 |
| 抗雄激素类 | 丙米嗪 |
| 抗组胺药 | 碳酸锂 |
| 阿托品 | 大麻 |
| 巴氯芬 | 溴甲胺太林 |
| 巴比妥酸盐类 | 甲喹酮 |
| 苯扎托品 | 甲基多巴 |
| 氯氮䓬 | 单胺氧化酶抑制药 |
| 氯普噻吨 | 吗啡 |
| 西咪替丁 | 尼古丁 |
| 氯贝丁酯 | 酚噻嗪类 |
| 可乐定 | 酚苄明 |
| 可卡因 | 酚妥拉明 |
| 环苯扎林 | 普萘洛尔 |
| 丹曲林钠 | 致幻药 |
| 洋地黄 | 利血平 |
| 地西泮 | 螺内酯 |
| 茶苯海明 | 噻嗪利尿剂 |
| 苯海拉明 | 硫利达嗪 |
| 胍乙啶 | 苯海索 |
| 二醋吗啡 | |

## （二）正常衰老的影响

正常衰老在每个人身体上发生的变化都显而易见。我们都有一个如何看待自己形象的问题，这可能接近我们如何向其他人展示的形象。随着时间的推移，我们从童年、青春期进入成年,这个形象已经改变和逐步发展。虽然作为成年人,我们身体经历的变化更微妙,时间也比青少年阶段更长,然而它影响我们的身体和自我拥有的形象。

衰老产生的一些正常变化包括皮肤颜色和质地的改变,表现为出现皱纹和老年斑。我们可能会出现脱发或头发变成灰白色。许多人在牙釉质颜色上有变化,可能会失去一些或所有牙齿。体重增加或减少可能是一个因素。这些不可避免的身体变化可能会显著改变我们的外表,并可能潜在破坏我们的自信。我们生活在对年轻和身体完美给予非凡价值的社会中,要使社会的态度、偏见与我们自己的吸引力、自我价值的不确定感相协调,有时对我们大家都是困难的。我们需要认识到,糟糕的自我形象可能直接影响亲密行为的意愿,因为他们感到尴尬和没有魅力。

在脊髓灰质炎后遗症患者中,感情的魅力也可能受到患有脊髓灰质炎事实的影响,例如肌肉萎缩。如果腿有肿胀、变色或不对称,个人可能会感到尴尬。支具或移动设备可能使他们感到魅力下降。显然,有些人身体形象的影响比别人更大,这些感觉并不存在正确或错误。

**(三)其他因素**

身体亲密是个复杂的话题,受制于许多影响和社会习俗。某个年龄段的一些问题是身体性的。例如妇女可能因阴道润滑较少导致性交疼痛。男性可能难以达到或维持勃起。这些问题应该引起可信的医务人员注意,他们可以提供建议和适当治疗,可能简单到使用阴道润滑剂或治疗男性阳痿的药物。

另一个可能影响身体亲密的问题是缺乏隐私,生活环境可能缺乏私密性。通常的解决方案仅仅是使其他人意识到需要隐私,因此不需要详细说明,但这往往说起来容易。缺乏伴侣也可能是身体亲密的障碍,特别是对于女性来说,她们比男性更长寿。无论年龄或性别如何,人们可能会发现自己孤独且没有身体亲密的机会,孤独有时是出于自己的选择。

残疾人可能会遇到额外的障碍。例如,天生残疾或获得残疾的女孩常常由保护她们的父母抚养,使她们远离男性。她们可能没有经历正常青春期的机会,如亲吻、牵手等行为。她们可能错过了性教育,因为她们经常在健身房上课,还有许多残疾儿童没有去健身房。

人们常常认为残疾人是无性恋者。这种态度可能源于简单的无知,然而,它可以明显影响以后生活中处理亲密行为的能力。正如残疾女孩经常听到的,性学专家凯伦·黄(Karen Hwang)指出:没有人会与她们结婚,由于缺乏准备以及对自尊心破坏性的打击,这种重复的消息传递也更容易使残疾女孩在身体和心理上遭受虐待。当然,身体或心理虐待的经历可能是男女形成亲密关系能力和愿望的强大障碍。但即使没有受到过虐待,残疾人的污名和无性可能长期不断地纠缠着许多残疾人,并阻止他们产生身体上的亲密行为[5]。

## 三、虐待及其影响

某些脊髓灰质炎后遗症患者的虐待是有据可查的,并且存在多种形式。休·加拉格尔是脊髓灰质炎后遗症患者,在《黑鸟飞走了》自传中有一段令人心寒的文字,他描述了在初期脊髓灰质炎瘫痪期间以及在住院期间发生了什么:"我在那一周的某个时候被强暴了,有人用一种特别恐怖和羞辱的方式强行侵犯了我[6]。"加拉格尔继续描述照顾他的一个护士怎样用力从直肠中强行除去粪便，"没有警告也没有解释"，虽然这可能不是出现在脑海中的典型虐待。加拉格尔继续解释："她让我无能为力、阳萎，伤心得流泪。她自己又重新获得了胜利和权力。通过这一行为，麦格拉纳汉女士设置了性别和权威问题，我却没有圆满解决。"虽然目前还不知道有多少脊髓灰质炎后遗症患者被虐待，但肯定发生了很多事情。一般认为虐待的统计数字低于实际，这是由于受到虐待的患者很少报告。对于脊髓灰质炎后遗症患者同样如此，其中一些人可能低估了他们在虐待方面的生活经历。

一些人可能确实不能清楚记得他们是否被虐待过。往往在脊髓灰质炎流行期间，由于要保护弱势个体，父母和探望者到医院探访的机会非常有限。与加拉格尔不同，儿童患者在住院期间可能不知道他们是否受到虐待或在多大程度上受到虐待。正如一位女性患者在午饭时告诉我："我不知道我是否曾经受过虐待，但我记得一个恶毒的护士总是把温度计放在不对的地方。"有些读者可能会觉得这个话题极其令人不安。我在这里只是想指出，受到虐待的经历，不论是否有性的性质，可能在形成爱和亲密关系中给个人造成了困难。

任何曾经被虐待或仍然受到虐待影响的个人应该考虑寻求专业帮助。它可能来自医务人员、宗教领袖、心理学家或精神病医生。决定如何去寻求帮助因人而异，应该以个人最舒适的方式完成。

## 四、脊髓灰质炎后遗症和性功能

脊髓灰质炎后遗症不直接引起阳痿或性功能障碍，尽管它可能间接影响性行为和亲密关系。在这个话题上我最常问的问题是性行为是否需要太多能量,答案在于身体亲密对特定个人的重要性。当然,性行为需要物质能量的消耗。在没有医学问题的人中,达到性高潮所需的体力基本上等同于走一段楼梯。在脊髓灰质炎后遗症患者中,走楼梯可能比做爱需要更多的精力。如果亲密的关系对你有意义,那么能量支出不应妨碍你的追求。

记住,性行为不一定是自发和非计划的。将性行为添加到你想追求的活动列表中可能意味着放弃别的东西,以免过度疲劳。在你拥有能量最充沛的时候进行性活动可以帮助你更享受它,然后感觉更少的疲劳。

由于脊髓灰质炎后遗症或一些其他原因产生的疼痛可能限制性欲望和快乐。治疗疼痛对于获得令人满意的生活质量至关重要,并且应该调查任何干扰亲密行为的疼痛。有时,性交期间疼痛可以通过找到舒适和支持性的姿势来消除。图 25.1 显示了如何使用枕头来提高舒适性和安全性。

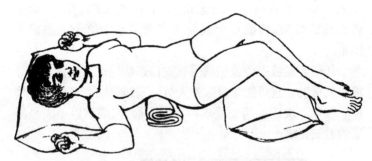

**图 25.1** 为了在性交时保持相对舒适的姿势,
支撑颈部、背部和腿部,有策略地放置枕头和卷毛巾

## 五、如何处理问题

如果有身体亲密的问题就应该去看医生，并描述发生了什么。医生是唯一进行过必要训练的人，能分析大量疾病及其对性功能可能的影响，以及了解用于治疗这些疾病药物的潜在副作用。某些问题可以在短暂的寻医就诊中解决，某些可能需要进一步评估和检查，或转诊给专家。如果人们在这些领域有问题，但不愿意就这些敏感问题展开讨论，大多数医生都是愿意提供帮助的。因此，你可能需要自己提出话题。大多数医生认为，亲密和满意的性关系是大多数人生活的重要组成部分，无论他们年龄多大或是否有残疾。

我们诊所的作业治疗师通过使用 PLISSIT 系统的修订版本开始与脊髓灰质炎后遗症患者的讨论，该系统包括以下步骤[7]：

1. 允许。第一步是询问患者可否讨论这些话题，如果患者不感兴趣，则放弃话题。只有在患者自行决定的情况下，我们才能进一步。

2. 限制信息。下一步是询问一些关于问题性质的限制性信息。

3. 具体建议。这一步涉及提出建议，可能涉及与医生谈论改变药物、尝试不同姿势等。

4. 强化治疗。对于任何类型的强化治疗或进一步诊断检查，患者被转诊给诊所外专家。

性功能和亲密关系是许多脊髓灰质炎后遗症患者严肃的生活质量问题。只有在个人表示有兴趣并愿意坦率讨论这些话题之后，医务人员才能够在尊重患者的前提下继续这些话题。谁也不能片面地认为性行为只发生在年轻人和健全人身上。身体上的亲密行为可以使人的生活更加丰富,这是无可替代的。

（杨柳明　朱智敏　译）

# 第 26 章

# 应对脊髓灰质炎和脊髓灰质炎后综合征

《坏事发生在好人身上》是本感人的书,作者是犹太人拉比·哈罗德·库什纳(Rabbi Harold Kushner),书中写道:我们经常自问为什么普通人、和蔼的好邻居,既不是非常好也不是特别糟糕,必须要面对痛苦和悲剧的极大苦恼。如果世界公平,他们似乎不会得到这些。他们不比我们所知道的大多数人好得多或差得多,为什么他们的生活会如此艰难[1]?

拉比·库什纳指出了之前许多人所目睹的:特别是在过去,人们试图通过对受害者的谴责来理解疾病和痛苦,并采取自作自受的态度。为什么这种思维错误且可能有害,脊髓灰质炎就是个最好的例子。最常见的脊髓灰质炎受害者是儿童,无法对不良生活方式做出选择。

脊髓灰质炎历史学家和后遗症患者艾德蒙·萨斯(Edmund Sass)指出,当脊髓灰质炎在 20 世纪初发生流行时,公众对残疾人士的形象非常消极。事实上,那些身体或精神残疾的人常常待在家里,有时被锁在后面卧室里,几乎没有社会互动。由于把残疾人称为"跛子"并对他们轻蔑或鄙视,医学专家经常促成这种不幸的观念。萨斯引用了 1911 年出版的一本很有影响的矫形著作,其中宣称:一个"跛子"道德培养的失败意味着人格的堕落,进而对社会是一种威胁和负担。

"跛子"们只会逐渐沦为乞丐和犯罪阶层[2]。

也许富兰克林·德拉诺·罗斯福政治生涯中最令人印象深刻的一个方面是他消除了残疾人在思想、身体、性格方面都是软弱的这一谬见。罗斯福面对重大身体逆境的著名公关活动，第一次为社会提供了真实瞥见残疾人以强大的意志和敏锐的智慧取得成功的案例。毫无疑问的是，罗斯福没有让公众知道他身体受限的全部消息。特别令人难忘的一段情节发生在1936年民主党全国大会期间，罗斯福走上讲台向支持者伸出手时忽然跌倒，散落了演讲稿。短暂不安后，他机敏地对助手说：帮我清理起来。罗斯福与媒体已经建立了密切的关系，所以他跌倒的照片没有被刊登出来，媒体的报道也没有关注这个意外事件。

然而，他实际上是脊髓灰质炎后遗症患者，是许多人眼中的"瘸子"，这足以让他超越前任总统。罗斯福极受欢迎，他还是大多数历史学家所推崇的人物。他为许多人在身体条件有限的情况下过上成功的生活铺平了道路。确实，这可能是他留给人们最伟大的遗产。然而，他的形象和他处理生活的方式为许多脊髓灰质炎后遗症患者制造了一把双刃剑。

现在公众知道，脊髓灰质炎后遗症患者可以成为有史以来最受欢迎的总统之一。同时脊髓灰质炎后遗症患者也感到了巨大的压力，他们要想成功，就必须隐藏任何身体残疾的证据。对"正常"的关注意味着脊髓灰质炎后遗症患者被鼓励抛弃尽可能多的身体缺陷的证据。第一步是扔掉拐杖、手杖、支具。避免被发现萎缩肢体的衣服是另一个不成文的规则。许多脊髓灰质炎后遗症患者一生都在努力尝试正常行走而没有跛行。其他人只是简单避免其身体上的缺陷被发现（比如当着同事的面上楼梯）。

　　弗雷德里克·梅纳德（Frederick Maynard）参与撰写了一篇关于脊髓灰质炎后遗症患者应对方式的评论，其中使用"过路者"这个词来描述竭尽全力对他人隐藏自己身体残疾的脊髓灰质炎后遗症患者。梅纳德博士写道："脊髓灰质炎后遗症患者通过否认将他们的残疾从精神和身体上消除，并创造出一个完全愚弄旁观者的形象。"然而，他指出："需要对非残疾人的伪装持续保持警觉"。脊髓灰质炎后遗症患者一直对自己的残疾轻描淡写，甚至掩饰自己的残疾，他们常常认为自己必须继续这样做，否则就会"暴露身份"，被打上"残疾人"的烙印[3]。

　　值得赞扬的是，许多脊髓灰质炎后遗症患者在尽量减少肢体残疾并且最大限度地发挥其智慧和才干方面已经做了非凡的工作。作为一个群体，脊髓灰质炎后遗症患者往往倾向于被认为是成功、勤奋和聪明的。这一点是有意义的：大多数脊髓灰质炎后遗症患者不仅正常生活，他们还积极努力工作，让其他人知道他们是有才能、称职能干的人。因此，许多脊髓灰质炎后遗症患者在工作和家庭中都取得了很高的成就也就不足为奇了。

　　杰西卡·谢尔（Jessica Scheer）是一位受人尊敬的权威，她研究脊髓灰质炎后遗症患者的态度以及这些态度形成的社会背景。她与人合著了一篇文章，探讨影响脊髓灰质炎后遗症患者群体成功的心理因素。谢尔写道："职业道德对脊髓灰质炎后遗症患者特别重要，这是通向正常化的一条路。逼迫自己超越极限来实现目标、进入主流的做法使许多人感到自己不是残疾人，只不过是无法完成某些功能。职业道德允许他们运用自我意识、成就和生产能力作为方法来应对差异、社会排斥和不平等的感觉。"[4]

　　许多脊髓灰质炎后遗症患者有意识或下意识地抑制愤怒、情绪激动、自怜、忧伤的情感，以便前进并过上成功的生活。许多对脊髓灰质炎的描述仅限于身体疾病，认为其是没有情感的疾病。约瑟芬·沃克（Josephine Walker）在孩提时感染脊髓灰质炎，她描述了父母当时的反应："我父母为我行动的需要做了所有事情，我很多年被母亲抱着或背着，他们完全否认这其中有感情因素。所以过了一段时间，除了我需要一点医疗帮助，他们假装什么事都没有发生[5]。

　　这种忽视脊髓灰质炎后遗症患者情感影响的模式具有典型性，并且频繁导致患者将脊髓灰质炎列为遗忘的历史事件。重点是向前推进，不是强调脊髓灰质炎如何影响他们的生活。然而，即使没有表达那些感情，任何一位脊髓灰质炎后遗症患者都无疑对这个改变生命的事件有重大的心理反应。一些患者利用愤怒和激动的情绪来激励他们取得成就。获奖作家伦纳德·克里格尔（Leonard Kriegel）在《陷入生活》一书的封面写道："并不是缺少'正常'的腿燃起了我强烈的愤怒和迷惘，我的损失不只是身体。当然不是我没有能够应付 11 岁时被脊髓灰质炎病毒击倒的挑战。一个人克服了障碍，其虚荣心很强。我知道，我已经赢得了生存，但是损失造成的情绪激动仍然更为强烈。"[6]

　　到目前为止，我试图让读者了解影响许多脊髓灰质炎后遗症患者的态度和应对策略的历史背景。虽然不是所有的脊髓灰质炎后遗症患者都受到类似影响，但重要的是要认识到脊髓灰质炎是一种慢性疾病，它将在一生中的不同时间以不同方式影响个体。因此，当发生不同事情时，他们将有一系列情绪变化。经历着越来越多残疾的人可能会感到悲伤和失意，甚至愤怒和沮丧。对于那些正在应对一种可能随着时间而恶化的疾病的人来说,这些都是正常的反应。

当脊髓灰质炎后遗症患者又面临着与过去脊髓灰质炎有关的新问题时,我一遍又一遍地听他们描述其悲伤。因为他们已经征服过脊髓灰质炎一次,面临过去脊髓灰质炎引起的健康新问题似乎是残酷的自然法则。南希·福瑞克(Nancy Frick)研究了脊髓灰质炎后遗症患者在这种情况下所面临的心理情况。她指出当脊髓灰质炎后遗症患者身体出现新的问题时,其在心理上特别脆弱,原因有三个:①他们不知道有任何潜在的其他症状发生;②医学界最初同样并不知道脊髓灰质炎后遗症患者可能会出现新的问题;③脊髓灰质炎后遗症患者之间常常没有接触,因此他们无法知道其他患者也正在经历类似磨难,这一事实经常导致社会孤立(没有医疗或情感支持)[7]。

我们现在知道脊髓灰质炎不是一种被征服了的疾病,也不是再不会出现其他的问题;脊髓灰质炎后遗症患者随着年龄可能会面临一系列新的问题。然而,正如福瑞克指出的那样,继发残疾的心理影响可能是"心理上的毁灭性打击",特别是那些丧失了某些活动能力或遭受疼痛的患者。悲伤的影响是深远的,可能会导致抑郁、无价值感和绝望。

理查德·罗西(Richard Rossi)是一位五十多岁的多才多艺的律师,他在儿时感染了脊髓灰质炎。他与妻子一起来到诊所进行了几天的集中评价和治疗。我们都很清楚,理查德的妻子劝他来诊所是因为她不仅对他的身体健康越来越关心,而且也关注到了他的心理健康。她有一次把我叫到一边并表示,她认为理查德严重低估了他的忧伤,超过了日益加重的残疾。她认为他很郁闷,正变得沮丧和绝望。几个月前,他做了一个象征性的自杀行为,拿刀砍伤了自己的手臂。不幸的是,理查德因为自杀未遂而住院时却极力将其悲伤的感觉轻描淡写,据他妻子说,他说服医生要出院,并且不需要随访护理。他到脊髓灰质炎门诊时虽然显得悲伤和郁闷,但给人的印象是一个坚韧不屈的老战士。

考虑到他们痛苦的程度,大多数脊髓灰质炎后遗症患者应对得很好。他们经历了沮丧、悲伤的感觉,但找到了有效的方法来处理。全世界脊髓灰质炎支持组织数量的激增就证明了患者致力于自我教育和为他人提供支持。尽管如此,还是有一些人变得严重抑郁。一项研究发现脊髓灰质炎后遗症患者如果独自生活,遇到新的健康问题或有严重痛苦,他们更有可能会变得消沉沮丧。如果他们对自己的工作不满意,并且缺乏与家人、朋友之间的良好关系,抑郁也更有可能[8]。

回到理查德·罗西的话题,他感觉到腿和手臂有新发无力,也有很多疼痛。虽然有妻子的爱和支持,他很难把他的担忧与她交流,并认为他必须"挺过去"。我必须强调抑郁症是一种可治疗的疾病,药物和心理治疗已被证实有效。治疗理查德的抑郁症是治疗的主要组成部分。

杰拉尔德·西特尔(Gerald Sittser)是一位作家和教育家,在一场悲惨车祸中失去了母亲、妻子和年幼的女儿。在他的回忆录《恩典再现》中,西特尔描述了他为接受这种可怕的命运、在生活中找到价值和安宁而奋斗的过程。他写道:虽然所有损失对个人都是独一无二的,但是存在着一种普遍的失落体验,我们度过一生时都会感受到的失落。所有人都会遭受损失,或迟或早、或少或多、或突然或随着时间的推移、私下或在公共场合。损失和出生一样是正常生活的一部分,因为我们出生在这个世界上,离开这个世界之前肯定会遭受损失[9]。

西特尔指出,损失以两种方式发生,突然发生的意外或随着时间推移可预见的出现。对于脊髓灰质炎后遗症患者,随着时间推移,他们长期健康状况的失常是可预见的。当然,也可能突然发生意外,如跌倒导致髋部骨折。然而,大多数与脊髓灰质炎后遗症者衰老相关的健康问题不会立即发生。

了解这一点对脊髓灰质炎后遗症患者是有帮助的,因为这会让他们制订一项行动计划,其中可能包括寻求医疗和社区支持,关注生活方式的改变,以限制疾病随时间推移的影响。绝望和沮丧的脊髓灰质炎后遗症患者经常感到失去控制。他们残疾真的变得越来越严重,不知道如何减缓或停止这个过程。在这种情况下,我做的第一件事是解释这种情况发生的常见方式,以及如何减缓或预防后果。脊髓灰质炎本质上是一种慢性疾病,可以随着年龄增长而有各种发展过程。患者掌握如何预防或尽量减少未来残疾的知识,就会变得有力量,并且可以控制他们的命运。

无论脊髓灰质炎后遗症患者有多么警惕,随着年龄增长,他们可能仍然会经历一些健康状况丧失。西特尔指出:"因此,损失的经验不会成为我们生命中的关键时刻,这和死亡一样不可避免,这是我们所有人面临的最后的损失,重要的是我们如何应对。这种反应将在很大程度上决定我们生活的质量、方向和影响[10]。

谢利·雷吉斯特(Cheri Register)是一位作家和演讲者,患有一种罕见、不可治愈的肝脏疾病。她在《慢性疾病经验》中写道:"无论我们如何下定决心要做自己生活的仲裁者,那种认为自己做得不错的信念偶尔也会动摇。尽管我们做了最大努力,但我们的身体还是失去了控制,这时就产生了怀疑[11]"。努力尝试过一种充满耐心、乐观和目标的有意义的生活,在任何时候都是不可能实现的——尤其是当健康出现问题的时候。然而,它是一个有价值的目标。雷吉斯特继续写到:"人们如何管理以疾病为特征的生活,并不取决于疾病的性质,而是取决于他们坚信生命是值得延续下去的,不管有什么并发症……慢性病虽然存在,但在人们的生活中并不是最重要的。"[12]

在面对脊髓灰质炎相关问题时,以下应对策略可能会有所帮助。

### 1. 适应各种情绪

由于脊髓灰质炎是一种慢性疾病,脊髓灰质炎后遗症患者将经历健康状况稳定期和恶化期。身体状况下降的典型反应是悲伤情绪的产生。因此,一段时间的悲伤是恰当、意料之中的,不管在人的一生中有多少次衰落发生。寻求专业人士如精神病医生、心理学家、医疗社会工作者等的帮助可能是有益的;有经验的专业人员可以帮助脊髓灰质炎后遗症患者应对其慢性疾病相关的情绪。心理健康专业人士可能会建议心理咨询或药物治疗,或是两者联合应用。不是每个脊髓灰质炎后遗症患者都需要他们,但他们对一些人可能是有帮助的。

### 2. 接纳不完美

在《我们有多好》一书中,拉比·哈罗德·库什纳(Rabbi Harold Kushner)讲述了人们本能去追求完美的观念。要知道完美是不可能实现的,他写道:许多苦难可以追溯到这样一个错误的观念,对于爱我们的人,我们需要成为完美的人,如果我们不够完美,就会失去这种爱[13]。拉比·哈罗德·库什纳继续说:"有一种完美,是他能够正视自己有限的能力,是他知道他是谁、他能做什么、不能做什么,是他能够勇敢放手那些不现实的幻想而并不觉得挫败"。

### 3. 夺回控制权

根据我的经验,当脊髓灰质炎后遗症患者觉得他们正在失去力量或经历痛苦却没有能力控制它时,就会变得非常焦虑。虽然期望任何人都能完全控制未来发生在身上的事情是不现实的,但是脊髓灰质炎后遗症患者可以采取某些措施来控制新的症状,并减轻未来健康问题的严重性。脊髓灰质炎后遗症患者常常可以通过教育、改变生活方式以及同有经验的医务人员合作,积极影响自身的健康并预防或减缓未来的残疾。在身体健康方面积极主动的那些人会感觉有更多控制力,因此经历的焦虑和抑郁会更少。

### 4. 开发支持网络

在一篇关于痛苦和残疾的文章中,芭芭拉·塞特斯德尔(Barbra Saetersdal)指出:孤独似乎是许多残疾人面临的大部分内容[14]。我们已经看到缺乏培养关系的人在社会上变得更加孤立,也更易患抑郁症。朋友和家人可能不知道如何帮助他们,他们可能感到担心和困惑。他们明显缺乏支持,这可能使他们看起来心不在焉或不感兴趣,但通常情况根本不是这样。卡罗尔建议接受以下理念:我不会继续保持沉默,我会给爱我的人一个向我展示他们爱的机会,分享我的痛苦,让我分享他们的爱。我会要求我所需要的东西,如果没有得到它,这将不会比我没有要求更糟[15]。

朋友和家人不是唯一可以提供支持的人,神职人员常常善于提供咨询服务。社会上存在着许多脊髓灰质炎支持团体,这是教育材料和支持的优秀资源。到网上的聊天室可能有帮助,患者可以表达他们的感觉而不必揭示身份。不管方法如何,支持网络可以帮助避免因社会孤立而产生的情感深渊。

悲伤、痛苦和失败在某种程度上存在于每个人的生活中。没有必要量化或比较个人与另一个人的痛苦。对于那些经历,我们都有自己的经验和反应。通常,控制我们的命运真的意味着控制我们的反应。对于面临新的健康挑战的脊髓灰质炎后遗症患者,解决心理问题与解决身体问题同样重要。正如苏珊·米尔斯特·威尔斯(Susan Milstrey Wells)在《微妙的平衡》中写道:接受我们的限制不等于让疾病接管我们的生活,最终,接纳意味着或多或少地适应慢性疾病带来的变化[16]。

脊髓灰质炎确实是一种持续终身的慢性疾病。我希望这本书能帮助脊髓灰质炎后遗症患者在面对未来的健康挑战时,可以在精神和身体上发挥最高水平。

(王玉明　朱智敏　译)

# 参考文献

## 1. Polio—A Look Back

1. J. R. Paul, *History of Poliomyelitis*, New Haven: Yale University Press, 1971.

2. K. Black, *In the Shadow of Polio: A Personal and Social History*, p. 34, New York: Addison Wesley, 1996.

3. N. Rogers, *Dirt and Disease: Polio before FDR*, p. 4, New Brunswick, New Jersey: Rutgers University Press, 1992.

4. E. Tenner, *Why Things Bite Back: Technology and the Revenge of Unintended Consequences*, pp. 56–57, New York: Alfred A. Knopf, 1996.

5. T. Gould, *A Summer Plague: Polio and Its Survivors*, New Haven: Yale University Press, 1995.

6. Ibid., p. 236.

7. E. J. Sass, G. Gottfried, and A. Sorem, eds., *Polio's Legacy: An Oral History*, pp. 33–34, Lanham, Maryland: University Press of America, 1996.

8. L. S. Halstead and G. Grimby, eds., *Post-Polio Syndrome*, pp. 200–1, Philadelphia: Hanley & Belfus, 1995.

9. H. G. Gallagher, *FDR's Splendid Deception: The Moving Story of Roosevelt's Massive Disability and the Intense Efforts to Conceal It from the Public*, 3rd ed., pp. xiii–xiv, Arlington, Virginia: Vandamere Press, 1999.

10. Ibid.

11. Gould, *A Summer Plague*, p. 29.

12. Sass, Gottfried, and Sorem, *Polio's Legacy*.

## 2. Post-Polio Syndrome

1. L. S. Halstead, ed., *Managing Post-Polio: A Guide to Living Well with Post-Polio Syndrome*, Washington, D.C.: NRH Press, 1998.

2. W. J. W. Sharrard, "The distribution of the permanent paralysis in the lower limb in poliomyelitis," *Journal of Bone and Joint Surgery* 37B (1955): 540–58.

3. L. S. Halstead and J. K. Silver, "Nonparalytic polio and postpolio syndrome," *American Journal of Physical Medicine and Rehabilitation* 79, No. 1 (2000): 13–18.

## 3. Nonparalytic Polio and Post-Polio Syndrome

1. H. A. Howe and D. Bodian, *Neural Mechanisms of Poliomyelitis,* New York: Commonwealth Fund, 1942; A. B. Sabin and A. J. Steigman, "Poliomyelitis virus of low virulence in patients with epidemic summer grippe or sore throat," *American Journal of Hygiene* 49 (1949): 176–93.

2. L. S. Halstead and J. K. Silver, "Nonparalytic polio and postpolio syndrome," *American Journal of Physical Medicine and Rehabilitation* 79, No. 1 (2000): 13–18.

## 4. Finding Expert Medical Care

1. G. M. Martin, M. Gordon, and J. J. Opitz, eds., *The First 50 Years,* p. 6, Rochester, Minnesota: American Board of Physical Medicine and Rehabilitation, 1997.

2. Ibid., p. 10.

3. L. A. Leavitt, "Physiatry—both art and science," *Archives of Physical Medicine and Rehabilitation* 48 (1967): 68–70; quotation from p. 68.

4. E. J. Pappert, "Training opportunities for the nineteenth-century American neurologist," *Neurology* 45 (1995): 1771–76; quotations from p. 1772.

5. E. M. Bick, "American orthopedic surgery: I. The first 200 years," *New York State Journal of Medicine* 76 (1976): 1192–97.

6. G. E. Omer, "The development of orthopedic certification in the United States," *Clinical Orthopedics and Related Research* 257 (1990): 11–17.

## 5. The EMG Controversy

1. A. C. Gawne, B. T. Pham, and L. S. Halstead, "Electrodiagnostic findings in 108 consecutive patients referred to a post-polio clinic: The value of routine electrodiagnostic studies," *Annals of the New York Academy of Sciences* 25 (1995): 383–85.

## 6. Prevailing over Pain

1. P. Kehret, *Small Steps: The Year I Got Polio,* p. 33, Morton Grove, Illinois: Albert Whitman, 1996.

2. C. Willén and G. Grimby, "Pain, physical activity, and disability in individuals with late effects of polio," *Archives of Physical Medicine and Rehabilitation* 79 (1998): 915–19.

3. L. S. Halstead, ed., *Managing Post-Polio: A Guide to Living Well with Post-Polio Syndrome,* Washington, D.C.: NRH Press, 1998.

*8. Sustaining Strength*

1. H. Teravainen and D. B. Calne, "Motor system in normal aging and Parkinson's disease," in R. Katzman and R. Terry, eds., *The Neurology of Aging,* pp. 85–109, Philadelphia: F. A. Davis, 1983.

2. A. C. Gawne and L. S. Halstead, "Post-polio syndrome: Pathophysiology and clinical management," *Critical Reviews in Physical and Rehabilitation Medicine* 7 (1995): 147–88.

3. K. Elward and E. B. Larson, "Benefits of exercise for older adults," *Clinics in Geriatric Medicine* 8 (1992): 35–50.

*9. Fighting Fatigue*

1. P. E. Parsons, *Data on Polio Survivors from the National Health Interview Survey,* Washington, D.C.: National Center for Health Statistics, 1989; R. L. Bruno and N. M. Frick, "Stress and 'type A' behavior as precipitants of post-polio sequelae," in L. S. Halstead and D. O. Wiechers, eds., *Research and Clinical Aspects of the Late Effects of Poliomyelitis,* pp. 145–56, White Plains, New York: March of Dimes, 1987.

2. D. W. Bates, W. Schmitt, D. Buchwald, et al., "Prevalence of fatigue and chronic fatigue syndrome in a primary care practice," *Archives of Internal Medicine* 153 (1993): 2759–65; M. B. Llewelyn, "Assessing the fatigued patient," *British Journal of Hospital Medicine* 55 (1996): 125–29; K. R. Epstein, "The chronically fatigued patient," *Medical Clinics of North America* 79 (1995): 315–27.

3. Parsons, *Data on Polio Survivors*; Bruno and Frick, "Stress and 'type A' behavior."

4. *Taber's Cyclopedic Medical Dictionary,* 15th ed., Philadelphia: F. A. Davis, 1985.

5. R. L. Bruno, R. Sapolsky, J. R. Zimmerman, et al., "Pathophysiology of a central cause of post-polio fatigue," *Annals of the New York Academy of Sciences* 753 (1995): 257–75.

6. R. L. Bruno, N. M. Frick, T. Lewis, et al., "The physiology of post-polio fatigue: A model for post-viral fatigue syndromes and a brain fatigue generator," *CFIDS Chronicle* (1994): 36–42; R. L. Bruno, J. M. Cohen, T. Galski, et al., "The neuroanatomy of post-polio fatigue," *Archives of Physical Medicine and Rehabilitation* 75 (1994): 498–504.

7. J. C. Agre, "Local muscle and total body fatigue," in L. S. Halstead and G. Grimby, eds., *Post-Polio Syndrome,* Philadelphia: Hanley & Belfus, 1995.

8. J. R. Bach and A. S. Alba, "Pulmonary dysfunction and sleep disordered breathing as post-polio sequelae: Evaluation and management," *Orthopedics* 14 (1991): 1329–37.

9. R. L. Bruno, J. R. Zimmerman, S. J. Creange, et al., "Bromocriptine in the treatment of post-polio fatigue," *American Journal of Physical Medicine and Rehabilitation* 75 (1996): 340–47.

## 10. Controlling Cold Intolerance

1. D. A. Campbell and S. P. Kay, "What is cold intolerance?" *Journal of Hand Surgery (British and European)* 23B (1998): 3–5.

2. L. S. Halstead, ed., *Managing Post-Polio: A Guide to Living Well with Post-Polio Syndrome,* Washington, D.C.: NRH Press, 1998.

3. S. M. Macey and D. F. Schneider, "Deaths from excessive heat and excessive cold among the elderly," *Gerontologist* 33 (1993): 497–500.

## 11. Respiratory Problems

1. J. R. Bach and A. S. Alba, "Pulmonary dysfunction and sleep disordered breathing as post-polio sequelae: Evaluation and management," *Orthopedics* 14 (1991): 1329–37; "Pathophysiology of paralytic-restrictive pulmonary syndromes," in J. R. Bach, ed., *Pulmonary Rehabilitation: The Obstruction and Paralytic Conditions,* pp. 275–83, Philadelphia: Hanley & Belfus, 1996.

2. K. Borg and L. Kaijser, "Lung function in patients with prior poliomyelitis," *Clinical Physiology* 10 (1990): 201–12; D. Kidd, R. S. Howard, A. J. Williams, et al., "Late functional deterioration following paralytic poliomyelitis," *Quarterly Journal of Medicine* 90 (1997): 189–96.

3. A. C. Dean, B. A. Graham, M. Dalakas, et al., "Sleep apnea in patients with postpolio syndrome," *Annals of Neurology* 43 (1998): 661–64; A. A. Hsu and B. A. Staats, "'Postpolio' sequelae and sleep-related disordered breathing," *Mayo Clinic Proceedings* 73 (1998): 216–24.

4. Bach, "Pathophysiology of paralytic-restrictive pulmonary syndromes."

5. J. W. Choi, T. R. Saunders, O. Tebrock, et al., "Comparison of different mechanical ventilators for patients with poliomyelitis," *Military Medicine* 160 (1995): 293–96; J. R. Bach and A. S. Alba, "Management alternatives for postpolio respiratory insufficiency: Assisted ventilation by nasal or oral-nasal interface," *American Journal of Physical Medicine and Rehabilitation* 68 (1989): 264–71.

6. G-F. W. Yang, A. Alba, M. Lee, et al., "Pneumobelt for sleep in the ventilator user: Clinical experience," *Archives of Physical Medicine and Rehabilitation* 70 (1989): 707–11; C. Iber, S. F. Davies, and M. W. Mahowald, "Nocturnal rocking bed therapy: Improvement in sleep fragmentation in patients with respiratory muscle weakness," *Sleep* 12 (1989): 405–12; "Conventional approaches to managing neuromuscular ventilatory failure," in J. R. Bach, ed., *Pulmonary Rehabilitation: The Obstruction and Paralytic Conditions,* pp. 285–

301, Philadelphia: Hanley & Belfus, 1996.

7. T. R. Harrison and A. S. Fauci, in A. S. Fauci, E. Braunwald, K. J. Isselbacher, et al., eds., *Harrison's Principles of Internal Medicine*, 14th ed., New York: McGraw-Hill, 1998.

8. Dean, Graham, Dalakas, et al., "Sleep apnea in patients with postpolio syndrome."

9. Harrison and Fauci, *Harrison's Principles of Internal Medicine.*

## 12. *Swallowing Issues*

1. L. R. Robinson, A. D. Hillel, and P. F. Waugh, "New laryngeal muscle weakness in post-polio syndrome," *Laryngoscope* 108 (1998): 732–34; B. P. Driscoll, C. Gracco, C. Coelho, et al., "Laryngeal function in postpolio patients," *Laryngoscope* 105 (1995): 35–41; K. M. Nugent, "Vocal cord paresis and glottic stenosis: A late complication of poliomyelitis," *South Medical Journal* 80 (1987): 1594–95.

2. C. A. Coelho and R. Ferranti, "Incidence and nature of dysphagia in polio survivors," *Archives of Physical Medicine and Rehabilitation* 72 (1991): 1071–75.

3. M. Dowhaniuk and C. T. Schentag, "Dysphagia in individuals with no history of bulbar polio," *Annals of the New York Academy of Sciences* 753 (1995): 405–7.

4. B. Ivanyi, S. K. Saffire, S. Phoa, and M. de Visser, "Dysphagia in postpolio patients: A videofluorographic follow-up study," *Dysphagia* 9 (1994): 96–98; B. C. Sonies, "Dysphagia and post-polio syndrome: Past, present, and future," *Seminars in Neurology* 6 (1996): 365–70.

5. B. Gustafsson and L. Tibbling, "Dysphagia, an unrecognized handicap," *Dysphagia* 6 (1991): 193–99.

6. W. G. Paterson, "Dysphagia in the elderly," *Canadian Family Physician* 42 (1996): 925–32.

7. S. Lindgren and L. Janzon, "Prevalence of swallowing complaints and clinical findings among 50–79 year-old men and women in an urban population," *Dysphagia* 6 (1991): 187–92.

8. M. Broniatowski, B. C. Sonies, J. S. Rubin, et al., "Current evaluation and treatment of patients with swallowing disorders," *Otolaryngological Head and Neck Surgery* 120 (1999): 464–73.

## 13. *Exercise Essentials*

1. J. C. Agre, "The role of exercise in the patient with post-polio syndrome," *Annals of the New York Academy of Sciences* 753 (1995): 321–34.

2. H. Gallagher, "The loneliness of the long-distance runner," *Greater Boston Post-Polio Association (Triumph)* (Fall 1996): 1. Reprinted from *New Mobility*.

3. H. S. Milner-Brown, "Muscle strengthening in a post-polio subject through a high-resistance weight-training program," *Archives of Physical Medicine and Rehabilitation* 74 (1993): 1165–67; S. A. Spector, P. L. Gordon, I. M. Feuerstein, et al., "Strength gains without muscle injury after strength training in patients with postpolio muscular atrophy," *Muscle and Nerve* 19 (1996): 1282–90; J. C. Agre, A. A. Rodriguez, and T. M. Franke, "Strength, endurance, and work capacity after muscle strengthening exercise in postpolio subjects," *Archives of Physical Medicine and Rehabilitation* 78 (1997): 681–86; J. C. Agre, A. A. Rodriguez, T. M. Franke, et al., "Low-intensity, alternate-day exercise improves muscle performance without apparent adverse effect in postpolio patients," *American Journal of Physical Medicine and Rehabilitation* 75 (1996): 50–58; M. J. Fillyaw, G. J. Badger, G. D. Goodwin, et al., "Post-polio sequelae: The effects of long-term non-fatiguing resistance exercise in subjects with post-polio syndrome," *Orthopedics* 14 (1991): 1253–56.

4. L. S. Halstead, A. C. Gawne, and B. T. Pham, "National Rehabilitation Hospital limb classification for exercise, research, and clinical trials in postpolio patients," *Annals of the New York Academy of Sciences* 753 (1995): 343–53.

5. U.S. Department of Health and Human Services, *Physical Activity and Health: A Report of the Surgeon General,* p. 6, Pittsburgh: U.S. Department of Health and Human Services, 1996.

6. K. Elward and E. B. Larson, "Benefits of exercise for older adults," *Health Promotion and Disease Prevention* 8 (1992): 35–50.

7. R. R. Owen and D. Jones, "Polio residuals clinic: Conditioning exercise program," *Orthopedics* 8 (1985): 882–83.

8. American Heart Association, *Heart and Stroke Statistical Update,* Dallas: American Heart Association, 1997.

9. National Institute of Diabetes and Digestive and Kidney Diseases (NIH), *Diabetes Statistics,* U.S. Department of Health and Human Services, 1995.

10. Edward and Larson, "Benefits of exercise for older adults."

11. R. R. Yeung, "The acute effects of exercise on mood state," *Journal of Psychosomatic Research* 40 (1996): 123–41.

## 14. Energy Conservation and Pacing

1. H. G. Gallagher, "Growing old with polio: A personal perspective," in L. S. Halstead and G. Grimby, eds., *Post-Polio Syndrome,* p. 218, Philadelphia: Hanley & Belfus, 1995.

2. D. Christy and C. A. Sarafconn, *Pacing Yourself: Steps to Help Save Your*

*Energy,* p. viii, Bloomington, Illinois: Cheever Publishing, 1990.

3. D. L. Goldenberg, *Chronic Illness and Uncertainty: A Personal and Professional Guide to Poorly Understood Syndromes,* p. 76, Newton Lower Falls, Massachusetts: Dorset Press, 1996.


*16. Preventing Falls and Further Disability*

1. K. K. Steinweg, "The changing approach to falls in the elderly," *American Family Physician* 56 (1997): 1815–22.

2. G. M. Tibbitts, "Patients who fall: How to predict and prevent injuries," *Geriatrics* 51 (1996): 24–31.

3. T. M. Cutson, "Falls in the elderly," *American Family Physician* 49 (1994): 149–56.

4. R. Tideiksaar, "Preventing falls: How to identify risk factors, reduce complications," *Geriatrics* 51 (1996): 43–53.

5. E. B. Wilson, "Preventing patient falls," *AACN Clinical Issues* 9 (1998): 100–8; A. J. Campbell, M. C. Robertson, and M. M. Gardner, "Elderly people who fall: Identifying and managing the causes," *British Journal of Hospital Medicine* 54 (1995): 520–23.

6. R. W. Sattin, J. G. Rodriguez, C. A. DeVito, et al., "Home environmental hazards and the risk of fall injury events among community-dwelling older persons," *Journal of the American Geriatrics Society* 46 (1998): 669–76; J. G. Rodriguez, A. L. Baughman, R. W. Sattin, et al., "A standardized instrument to assess hazards for falls in the home of older persons," *Accident, Analysis and Prevention* 27 (1995): 625–31.

7. W. P. Berg, H. M. Alessio, E. M. Mills, et al., "Circumstances and consequences of falls in independent community-dwelling older adults," *Age and Ageing* 26 (1997): 261–68; quotation from p. 261.

8. D. Hemenway, S. J. Solnick, C. Koeck, et al., "The incidence of stairway injuries in Austria," *Accident, Analysis and Prevention* 26 (1994): 674–79.

9. Steinweg, "The changing approach to falls in the elderly."

10. R. G. Cumming, "Epidemiology of medication-related falls and fractures in the elderly," *Drugs and Aging* 12 (1998): 43–53; M. Monane and J. Avorn, "Medications and falls: Causation, correlation, and prevention," *Clinics in Geriatric Medicine* 12 (1996): 847–58.

11. E. Dean and J. Ross, "Relationships among cane fitting, function, and falls," *Physical Therapy* 73 (1993): 494–504.


*17. Keeping Bones Healthy and Strong*

1. National Osteoporosis Foundation, *Osteoporosis: Physician's Guide to*

*Prevention and Treatment of Osteoporosis,* Belle Mead, New Jersey: Excerpta Medica, 1998.

2. J. G. Haddad, "Osteoporosis in men," *Revue du Rheumatisme* [English ed.] 64 (1997): 81S–83S.

3. J. D. Ringe, "Hip fractures in men," *Osteoporosis International* 3 Supplement (1996): S48–S51; E. Seeman, "Osteoporosis in men," *Baillière's Clinical Rheumatology* 11 (1997): 613–29.

4. National Osteoporosis Foundation, *Osteoporosis,* jacket.

5. T. M. Cutson, "Falls in the elderly," *American Family Physician* 49 (1994): 149–56.

6. R. Tideiksaar, "Preventing falls: How to identify risk factors, reduce complications," *Geriatrics* 51 (1996): 43–53; M. E. Tinetti and M. Speechley, "Prevention of falls among the elderly," *New England Journal of Medicine* 320 (1989): 1055–59; K. K. Steinweg, "The changing approach to falls in the elderly," *American Family Physician* 56 (1997): 1815–22.

7. C. L. Deal, "Osteoporosis: Prevention, diagnosis, and management," *American Journal of Medicine* 102 Supplement (1997): 35S–39S; P. T. Packard and R. P. Heaney, "Medical nutrition therapy for patients with osteoporosis," *Journal of the American Diet Association* 97 (1997): 414–17; K. O. O'Brien, "Combined calcium and vitamin D supplementation reduces bone loss and fracture incidence in older men and women," *Nutrition Reviews* 56 (1998): 148–58.

8. E. Seeman, "Osteoporosis: Trials and tribulations," *American Journal of Medicine* 103 (1997): 74S–89S.

## 18. Mobility

1. A. E. Minetti, C. Capelli, P. Zamparo, et al., "Effects of stride frequency on mechanical power and energy expenditure of walking," *Medicine and Science in Sports and Exercise* 27 (1995): 1194–1202; K. G. Holt, J. Hamill, and R. O. Andres, "Predicting the minimal energy costs of human walking," *Medicine and Science in Sports and Exercise* 23 (1991): 491–98; P. J. Corcoran, R. H. Jebsen, G. L. Brengelmann, et al., "Effects of plastic and metal leg braces on speed and energy cost of hemiparetic ambulation," *Archives of Physical Medicine and Rehabilitation* 51 (1970): 69–77; H. B. Skinner and R. L. Barrack, "Ankle weighting effect on gait in able-bodied adults," *Archives of Physical Medicine and Rehabilitation* 71 (1990): 112–15.

2. S. L. Barnett, A. M. Bagley, and H. B. Skinner, "Ankle weight effect on gait: Orthotic implications," *Orthopedics* 16 (1993): 1127–31; W. P. Waring, F. Maynard, W. Grady, et al., "Influence of appropriate lower extremity orthotic management on ambulation, pain, and fatigue in a postpolio population," *Archives of Physical Medicine and Rehabilitation* 70 (1989): 371–75.

3. M. P. Foley, B. Prax, R. Crowell, et al., "Effects of assistive devices on cardiorespiratory demands in older adults," *Physical Therapy* 76 (1996): 1313–19.

4. G. D. Foster, T. A. Wadden, Z. V. Kendrick, et al., "The energy cost of walking before and after significant weight loss," *Medicine and Science in Sports and Exercise* 27 (1995): 888–94.

5. J. Perry, S. J. Mulroy, and S. E. Renwick, "The relationship of lower extremity strength and gait parameters in patients with post-polio syndrome," *Archives of Physical Medicine and Rehabilitation* 74 (1993): 165–69; J. Perry, J. D. Fontaine, and S. Mulroy, "Findings in post-poliomyelitis syndrome," *Journal of Bone and Joint Surgery* 77-A (1995): 1148–53.

*19. Bracing, Shoes and Assistive Devices*

1. J. K. Silver, D. D. Aiello, and R. Drillio, "Lightweight carbon fiber and kevlar floor reaction AFO in two polio survivors with new weakness," *Archives of Physical Medicine and Rehabilitation* 80 (1999): 1180; M. Heim, E. Yaacobi, and M. Azaria, "A pilot study to determine the efficiency of lightweight carbon fibre orthoses in the management of patients suffering from post-poliomyelitis syndrome, *Clinical Rehabilitation* 11 (1997): 302–5.

*20. Wheelchairs and Scooters*

1. R. Woods, *Tales from inside the Iron Lung and How I Got out of It,* p. 24, Philadelphia: University of Pennsylvania Press, 1994.

*22. Complementary and Alternative Medicine*

1. Risk Management Foundation, "Complementary and alternative medicine (CAM)," in P. B. Martin and H. Groff, eds., *Forum* 19, No. 6 (1999): 1–13. Reprinted from National Institutes of Health; quotation from p. 1.

2. "Acupuncture," *NIH Consensus Statement* 15, No. 5 (1997): 1–34.

3. C. Vallbona, C. F. Hazlewood, and G. Jurida, "Response of pain to static magnetic fields in postpolio patients: A double-blind pilot study," *Archives of Physical Medicine and Rehabilitation* 78 (1997): 1200–3.

*23. Designing a Safe and Comfortable Living Environment*

1. J. Aird, "Remodeling: Where to get financial help when modifying your home," *Accent on Living* (1998): 58–65.

2. B. Garee, ed., *Ideas for Making Your Home Accessible,* Bloomington, Illinois: Cheever Publishing, 1994; R. Cheever and B. Garee, eds., *An Accent Guide: An Accessible Home of Your Own,* Bloomington, Illinois: Cheever Publishing, 1990.

3. See L. H. Trachtman, ed., *Assistive Technology*, Arlington, Virginia: RESNA Press, 1998.

### 24. Insurance and Disability Benefits

1. In L. S. Halstead, ed., *Managing Post-Polio: A Guide to Living Well with Post-Polio Syndrome*, p. 216, Washington, D.C.: NRH Press, 1998.

2. E. J. Sass, G. Gottfried, and A. Sorem, eds., *Polio's Legacy: An Oral History*, p. 239, Lanham, Maryland: University Press of America, 1996.

### 25. Sex and Intimacy

1. W. S. Woodard and S. A. Rollin, "Sexuality and the elderly: Obstacles and options," *Journal of Rehabilitation* 47 (1981): 64–68; F. E. Kaiser, "Sexuality in the elderly," *Urologic Clinics of North America* 23 (1996): 99–109.

2. C. Eliopoulos, *Gerontological Nursing*, 4th ed., p. 207, Philadelphia: Lippincott, 1997.

3. D. C. Renshaw, "Sexual problems in old age, illness, and disability," *Psychosomatics* 22 (1981): 975–85.

4. E. M. Dagon, "Problems and prospects with sexuality and aging," *Wisconsin Medical Journal* 80 (1981): 37–39; Geriatrics panel discussion, "Sexual problems in the elderly, I: The use and abuse of medications," *Geriatrics* 44 (1989): 61–71.

5. K. Hwang, "Living with a disability: A woman's perspective," in M. L. Sipski and C. J. Alexander, eds., *Sexual Function in People with Disability and Chronic Illness*, p. 119, Gaithersburg, Maryland: Aspen Publishers, 1997.

6. H. G. Gallagher, *Black Bird Fly Away: Disabled in an Able-Bodied World*, p. 46, Arlington, Virginia: Vandamere Press, 1998.

7. J. S. Annon, *The Behavioral Treatment of Sexual Problems: Brief Therapy*, New York: Harper and Row, 1976.

### 26. Coping with Polio and Post-Polio Syndrome

1. H. S. Kushner, *When Bad Things Happen to Good People*, p. 8, New York: Avon Books, 1981.

2. E. J. Sass, G. Gottfried, and A. Sorem, eds., *Polio's Legacy: An Oral History*, p. 7, Lanham, Maryland: University Press of America, 1996.

3. F. M. Maynard and S. Roller, "Recognizing typical coping styles of polio survivors can improve rehabilitation," *American Journal of Physical Medicine and Rehabilitation*, 70 (1991): 70–72; quotation from p. 70.

4. J. Scheer and M. L. Luborsky, "Post-polio sequelae: The cultural context of polio biographies," *Orthopedics* 14 (1991): 1173–81; quotation from p. 1178.

5. T. Gould, *A Summer Plague: Polio and Its Survivors,* p. 102, New Haven: Yale University Press, 1995.

6. L. Kriegel, *Falling into Life: Essays,* San Francisco: North Point Press, 1991.

7. N. M. Frick, "Post-polio sequelae and the psychology of second disability," *Orthopedics* 8 (1985): 851–53; quotation from pp. 851–52.

8. D. Tate, N. Kirsch, F. Maynard, et al., "Coping with the late effects: Differences between depressed and nondepressed polio survivors," *American Journal of Physical Medicine and Rehabilitation* 73 (1994): 27–35.

9. G. L. Sittser, *A Grace Disguised: How the Soul Grows through Loss,* p. 9, Grand Rapids, Michigan: Zondervan Publishing House, 1995.

10. Ibid.

11. C. Register, *The Chronic Illness Experience: Embracing the Imperfect Life,* p. xix, Center City, Minnesota: Hazelden, 1987.

12. Ibid., p. xxii.

13. H. S. Kushner, *How Good Do We Have to Be?,* pp. 9, 179, Boston: Little, Brown, 1996.

14. B. Saetersdal, "Forbidden suffering: The Pollyanna syndrome of the disabled and their families," *Family Process, Inc.* 36 (1997): 431–35; quotation from p. 434.

15. C. Staudacher, *A Time to Grieve: Meditations for Healing after the Death of a Loved One,* p. 164, San Francisco: Harper, 1994.

16. S. M. Wells, *A Delicate Balance: Living Successfully with Chronic Illness,* pp. 158, 160, Reading, Massachusetts: Perseus Books, 1998.

# 索引词